酒をやめられない文学研究者とタバコをやめられない精神科医が本気で語り明かした依存症の話

松本俊彦
横道誠

太田出版

酒をやめられない
文学研究者と
タバコをやめられない
精神科医が
本気で語り明かした
依存症の話

はじめに

松本俊彦

いま本書を手にとったあなたはどんな方でしょうか？　依存症治療・支援の援助者？　研究者？　依存症当事者もしくはそのご家族？　あるいは、そのいずれでもなく、依存症に関心がある一般の方でしょうか？　いや、もしかすると、依存症になんか微塵も関心はないものの、不思議な表紙デザインと異様に長い書名が目にとまり、思わず本書を手にとっただけ、という通りすがりの方かもしれませんね。

もちろん、いずれの方でもかまいません。本書を手に取ってくれて、ありがとうございます。そして、ついでにお願いがあります。「つまらん」と本書を閉じる前に、もう少しお付き合いください。

本書は、依存症――ここではアルコールや薬物といった依存性物質の依存症はもとより、ギャンブルやゲームといった、非物質（行動）の依存症も含め、「やめられない、とまらない」現象を一括してこう呼んでいます――に関する、一風変わった往復書簡集です。

どこが一風変わっているかといえば、おそらくそれは次の3つの点においてです。第一に、依存症当事者の文学者と依存症治療の専門医という組み合わせという点において、第二に、「通説」や「学会公式見解」を顧慮せず、忌憚《きたん》なく語っている点において、そして最後に、当事者であれ専門医であれ、依存症をあくまでも「自分事」として捉えて語っている点において、です。

依存症とはどんな「病気」（もしかすると、「ビョーキ」？）なのでしょうか？

端的にいえば、**依存症とは、「やめられない、とまらない」が自分の手に負えなくなった現象です**。でも、この「やめられない、とまらない」には様々な種類があります。アルコールやタバコ、カフェイン、様々な薬物といった依存性物質の使用、それからギャンブルやゲームなどの嗜癖《しへき》行動があります。いまのところは公式な診断名として認められていないですが、むちゃ食いやリストカット、買い物、SNSや推し活、さらにはアダルトサイト閲覧や強迫的自慰、逸脱的なセックスにも、この「やめられない、とまらない」に発展しうる性質があります。

しかし、これらにまったく無縁な人、これまでいっさいやったことのない人っているで

しょうか？

　ここがむずかしいところです。というのも、前述した行動、いずれもその一つひとつの行為をとれば、その経験者は少なくなく、なかには、人間であれば誰もが経験していることが相当数あります。それが少々行き過ぎたって、しょせん好みの問題、せいぜい悪い習慣というくらいのもので、何もあえて「依存症」だなんて病名をつける必要があるのか、という反論は十分に可能です。

　そもそも、習慣と依存症とのあいだには明確な境界線はありません。なるほど、依存症について、「その行動がもたらすメリットよりも、デメリットの方が上回っているのに、それを手放すことができない状態」とまでは説明できますが、それでは、一体何をもってメリットと捉え、あるいはデメリットと捉えるかの基準は依然として不明瞭なままです。少なくともそこに医学的基準はなく、むしろ個人差や文化差、制度差に左右される、というのが真実でしょう。

　それに、自分が何かの依存症に陥り、その治療のために依存対象を手放したとしても、それが根本的解決になっているかどうかだって疑問です。というのも、この「やめられない、とまらない」の対象は「たえず変遷する」という性質があります。実際、断酒後にタバコが増えたり、甘い菓子の過食に走ったりする、あるいは、禁煙したらコーヒーや茶の量が増えるというのは、あまりにもありふれた話だからです。もちろん、必ず依存症水準に達するとは限りませんが、それなりに健康や経済的安定を損ないかねない程度にはエスカレートするものです。

こうした嗜癖対象の変遷まで含めて、すべてを「ダメ。ゼッタイ。」とばかりに制限し、治療や支援の対象とするのは非現実的です。というか、そんな「アディクション警察」めいた社会が生き心地がよいはずはありませんし、私自身、タバコはもとより、激辛のカレーやタンメンを食べるなど、自傷行為めいた悪習があるからこそ、何とか生き延びることができている、という感覚があります。個人的には、**人が健康的に生きるためにはある程度の不健康が必要なのだ**、と声高に叫びたいくらいです。

こんな風にあれこれ考えてみると、これまで依存症業界で「真実」と信じられてきたものの多くが、実は、あたかも歯槽膿漏の歯茎みたいに脆弱な地盤に打ち立てられた、暫定的仮説に過ぎないことに気づかされます。

この往復書簡では、従来の定説や通説をいったんチャラにして、依存症とその周辺の「ホントの話」に挑戦しています。

ここで、本往復書簡誕生の経緯について触れておきましょう。

発端は、２０２２年の年末頃、代官山蔦屋書店で荻上チキさんと対バンした、荻上さんの編著書『宗教２世』（太田出版）――同書で一番面白いと感じたのが横道誠さん寄稿の章でした――の刊行記念トークイベントに遡ります。

そのとき横道さんはオンラインでイベントに参加して下さっていて、そこではじめて会話を交わしました。そして現地会場には、編集者の藤澤千春さんがいました。そんなわけでその場で、それこそ「降って湧いたように」企画が持ち上がり、トントン拍子で話が進み、驚くなかれ、なんと翌年４月には早くも本書のもとになる連載がスタートしていたのです。

もっとも、「酒をやめられない文学研究者とタバコをやめられない精神科医が本気で語り明かした依存症の話」というタイトルには、最初、私は、かなりの抵抗感を覚えました。

なにしろ、私は腐っても医療者です。その私が「喫煙者である」、しかも「タバコをやめられない、やめる気がない」と告白するのは、破天荒を超えて自暴自棄、ほとんど自爆テロ水準の蛮行です。医師失格と断罪され、医療界追放となる覚悟が必要となります。下手をすると、禁煙学会関係者からの刺客に脅え、亡命者として生涯日陰の生活を余儀なくされる危険性だってありえます。

要するに、それがタバコおよびその愛好家が、今日、置かれている現状なのです。違法薬物使用者に対するスティグマ低減と人権尊重を謳うハームリダクションの研究者でさえ、タバコだけは例外らしく、学会などで「加熱式タバコによるハームリダクションの可能性」などと口走ろうものなら、目をつり上げた般若顔で睨んできます。現状でも、依存症業界には、「松本は『自己治療仮説』を、自分の喫煙を合理化する理屈として悪用している」と非難する同業者さえいるのです。

しかし、最終的には腹を括ることにしました。自分にとって「あっち側」から蔑み憎まれ、さらに業界内での好感度を落とすのを怖れまい、と決意したのです。

ちなみに、この「あっち側」について補足しておくと、依存症業界には、患者さんに断酒や断薬を指示することの罪滅ぼしなのか、昔からみずから禁酒・禁煙を断行する支援者が一定数存在します。もちろん、私はこの種の屈折したピューリタニズムは否定しないものの、「一緒にやめようよ」などとアムウェイばりに勧誘してくるのは勘弁してほしい、と常々思ってきました。そして勧誘されるたびに「ち、コイツもあっち側か」と落胆するわけですが、その意味での「あっち側」です。

偏見に満ちた私見を述べさせていただくと、世の中には2種類の人間がいます。ひとつは、華やかなパーティ会場で多数のお偉いさんに挨拶まわりして名刺を配り、人脈づくりとキラキラした社交に余念のない多数派タイプであり、もうひとつは、パーティ会場にいたたまれず、隙を見計らっては喧噪を抜け出し、会場の外の物陰――大抵は喫煙所です――で、同じ陰キャ仲間と集い、噂話や謀議に打ち興じる少数派タイプです。そしていうまでもなく、私は後者のタイプなのです。

「もういいだろう。これがよい機会だ」と思ったのです。ずっと自分のことを駆け出しの青二才だと思っていましたが、気づけばもういい年、還暦までカウントダウンの段階です。いまさら自分を隠すこともあるまい――そう判断して、このタイトルを受け容れることにしたのです。

それにしても、いざ連載が始まると驚きの連続でした。なかでも、次の2つの点には特に腰を抜かしました。ひとつは、横道さんの異様なまでの筆の速さ、そしてもうひとつは、あまりにも大胆な、横道さんの「心のパンツ」の脱ぎっぷりでした。とりわけ後者には本当に驚き、かつ、悩まされました。なるほど、私だってこれまで著書のなかで「心のパンツ」を脱いだことはありますが、それはいわば、パンツの下に肉襦袢的肌色ショーツを周到に仕込んだ状態での脱衣でした。要するに、自身の安全を確保したうえで、一種の脱衣演技をしていたにすぎないわけです。

ところが、横道さんはまっさきにみずからフリチンになって、「へい、トシ！」と陽気に手を振ってくるわけです。それが私には、「まさか『海パンを履いて温泉に入る修学旅行の小学6年生』みたいなマネはしないよね?」といわんばかりの暗黙圧となってのしかかり、この連載中、私の肌色ショーツを、さらにはその下の前張りを剝がされるような感覚に苛まれ続けました。

その効果なのでしょうか。いま全体を読み返してみると、自分単独の著書だったら書けなかったような文章があちこちに見られます。おそらく私は、この往復書簡を通じて、私はいままで知らなかった自分と出会い、自分ひとりだったら言葉にできなかったものを言葉にすることができた、と感じています。

これらはすべて、横道誠さんという優れた「当事者臨床哲学者」による触媒効果です。改めて横道さんに心から感謝したいと思います。そしておそらく、私がビビりながら脱いだパンツは、横道さんにも何らかの影響を与え、彼の思索をより深く、遠くまで届かせる一助になったはず、と勝手に確信しています。その結果がこの往復書簡です。ですから、本書は、今日の依存症とその周辺に関する、「正統的ではない議論」のひとつの到達点である、と自負しています。

末筆になりましたが、今回とても楽しい機会を作って下さり、また、往復ターンがひとつ終わるたびにコラムを寄せてくださった、太田出版の藤澤千春さん、そして最終章の鼎談にご協力いただき、本書に大きな華を添えてくださいました、公益財団法人「ギャンブル依存症問題を考える会」代表理事の田中紀子さんは、この場を借りて深謝申し上げます。

本書が、依存症業界を越えて、多くのみなさんに読まれることを心より願っています。

２０２４年８月

松本俊彦

目次

1

ヘイ、トシ！

横道誠

2023年4月7日

マコトの依存遍歴
――万引き、セックス、過食、そして酒

ヘイ、トシ！　最初の打ちあわせで、この往復書簡では「松本先生」と「横道先生」でなくて、「トシ」と「マコト」と呼びあうと決まって、うれしかったです。アルコホーリクス・アノニマス（「匿名のアルコール依存症者の会」を意味し、略称は「AA」）などの「アノニマス系」とか「12ステップ系」と呼ばれる自助グループで、参加者たちが「ヘイ！　〇〇」と呼びあっているのを、「うわあ、マジか」「欧米かよ！」と呆れつつ、じぶんはこんな「陽キャ」っぽくできないなとも思いつつ、ひそかに憧れて

いたんです。ぜひ返信では、私と同じく「陰キャ」を自認する——と打ちあわせで言ってましたね——トシも、「ヘイ、マコト！」で応答を始めてくださいね。

マコトはアディクト（依存症患者）です。アディクション（依存症、嗜癖《しへき》）の最初は、小学校中学年でクレプトマニア（窃盗症）になったことからです。万引き行為って、最初は欲しい商品だからこそ盗んでいたはずなのですが、だんだんと万引き行為そのものに夢中になってしまって、欲しくないものまで盗むようになりました。4年か5年くらい続けたあと、ついに捕まってしまって、恥ずかしいと感じて治まりました。それからはやっていませんから、アディクションの程度としては浅かったのかもしれませんね。でも、この時代の窃盗行為はじぶんが初めて明確に「加害者」になった経験だったので、長年ひっそりと心に秘めたままでいました。自助グループの経験に依拠した本を出すようになっても、なかなか告白できないでいました。

少し遅れてオナニーを覚えましたが、それこそサルのように病みつきになりました。いや、この言い方はサルに失礼ですね。サルがオナニーに病みつきかどうか、私には知識がありません。まあ、いずれにしても、空想上のサルのようなイメージで病みつきになって、20代の頃は性的な逸脱に耽りました。ですから私は「セックス依存症」に興味があります。いわゆるセックス依存症は、まだアディクションかどうか結論が出ていなくて、ＩＣＤ-11（『国際

疾病分類　第11版』）では「強迫的性行動症」と呼ばれていることを知っています。早くアディクションとして認知されると良いな、と私は思ってしまいます。酒や薬物だけでなく、ギャンブルがアディクションと認められているのだから、セックスだってそりゃあアディクションでしょうよ、と私は（しろうとだからかもしれませんが）思ってしまうんです。

ほかのアディクションとしては、過食ですね。摂食障害もアディクションの一種だとされていると聞いています。もともとは、好き嫌いが激しい自閉スペクトラム症児らしく、私も少食や拒食で悩んでいたのですが、教室で昼休みにまわりで掃除が始まっても、ひとり泣きながら嫌いな野菜を咀嚼《そしゃく》している毎日が嫌になって、「今日からはなんでも食べる！」と決意しました。コツは味を感じないようにあまり嚙まずに飲みこむことで、そうやってなんでも食べられるようになったのですが、今度は過食になってしまって、肥満傾向の児童が爆誕しました。残念ながら、私は人生のほとんどの時期で「軽度肥満」のままで生きています。40代も半ばになったので、そろそろなんとかしたいのですが、なかなか痩せません。

それはそうと去年、長年の過食が仇《あだ》となって、ついに糖尿病の診断を受けました。血糖値をさげるための注射を毎日何回もおなかに打って、糖質が高いものは控えめに摂取する生活になりました。常食のように食べていた各種のアイスクリームやチョコレートとはお別れし、ジュースなども飲まなくなって、毎日ゼロカロリーのコカ・コーラやカルピスやスポーツドリンクを飲んで、食欲を誤魔化しています。米、パン、麺類などをドカ食いするのを避けるべく、味覚上の快感が大きい肉食が多くなってしまいました。結果として血糖値はさがったものの、コレステロール値があがってしまい、今度は血糖値をさげる薬だけでなく、コレステロール値をさげる薬までもらうようになりました。こちらは飲み薬なのですが、悲しいです。

私がいちばん依存してきたのは、なんといっても酒です。1年浪人して19歳で大学に入り、学科の教員たちから酒飲みとして、しこまれました。春の最初の合宿で夜更けまで飲みつづけるという宴会が開かれ、「もう飲めない」と言うと、「男のくせに情けない」と批判され、軽蔑した眼で見られました。1990年代末の公立大学でも、そんな状況だったんです。それから11年後に母校に常勤教員として赴任したら、同僚になった私の恩師たちが、入学式後の学科ガイダンスで「未成年が酒を飲むのは絶対にダメだぞ」と力説していて、「もう飲めない」と言ったときに私を見つめた軽蔑の視線を思いだしました。時代の流れって、そして人間の変わりようって、恐ろしいですね。

「なんだかじぶんだけうまくいかない」

これらのアディクションの自分史は、子どもの頃から精神疾患に関する問題を抱えて生きてきたことから来ている、というのが私の自己分析です。精神疾患に由来する苦悩から逃れるために、アディクションの問題は、思いかえせば、いつも身近だったと感じます。トシが紹介してきた、アディクションは快楽に溺れるためにではなく苦痛から逃れるためにハマってしまうという「自己治療仮説」には非常な説得力を感じます。

幼稚園、小学校、中学校、高校、大学、大学院と、「なんだかじぶんだけうまくいかない場面が多い」とずっと感じてきて、「いわゆる学校社会がじぶんに合っていないのだろう」と思っていたのですが、社会人として働きはじめると、「一般社会のほうがじぶんに合っていない」とわかって、愕然としました。人間関係はうまく行かないし、フラッシュバックは毎日のようにあるしで――私は「地獄行きのタイムマシン」と呼んでいます――酒に溺れるようになりました。帰宅して、18時くらいから23時くらいまで飲みつづけて、何度もコンビニに買い足しに行って、日が変わった頃に眠る。休肝日は18歳のときから44歳の現在まで、合計30日に満たないと思います。やがて睡眠障害で苦しみ、鬱状態になり、休職しました。

アディクション以外の私の精神疾患について説明しましょう。まず私は、発達障害者です。休職したのは40歳のときで、初めて精神科のクリニックに通い、検査をして診断されました。自閉スペクトラム症（ASD。コミュニケーションの困難、こだわり、感覚過敏などを特性とする）と注意欠如多動症（ADHD。多動、衝動、不注意などを特性とする）ですが、ほかの発達障害もあります。発達性協調運動症（深刻な不器用や運動音痴を特性とする）と、限局性学習症（書字、読字、算数などの不得意を特性とする）の傾向があって、吃音が出ることもあり、子どもの頃はかなりのチック症で、いまでも名残があります。発達障害のカテゴリーに入る精神疾患がたくさん併発しています。

診断されてしばらくは、発達障害の問題に強いクリニックに通いつづけたのですが、発達障害者支援センターの支援者に勧められて、お酒とのつきあい方を見直した方が良いと指摘され、アディクション専門外来のクリニックにも通うようになりました。しばらく両方のクリニックに掛け持ちで通院していたのですが、いまはアディクション専門外来だけに通っています。

私は昨今話題の「宗教2世」でもあります。小学校の低学年の頃に親がエホバの証人に入信して、生活が一変しました。週に2回夜に、１回昼に集会に通って、聖書の勉強をしました。それ以外に週に1回、夕方に子ども向けの聖書物語を信者仲間に教えてもらう日もありました。エホバの証人は長年「輸血拒否」で有名でしたが、最近は「ムチ」と「忌避」の問題でも騒がれるようになりました。忌避とは教団内のルールを破った人（多くは結婚前に性行為をした人です）を公然と村八分にする「排斥」や、脱会を表明した信者と絶縁する「断絶」のことで、それらが人権侵害ではないかと物議を醸すようになったのです。ムチ問題のほうは、過激な体罰、つまり親信者から子信者への肉体的暴力の問題です。私は交通事故などの経験がないので輸血拒否の問題には無縁、子どもの頃に抜けたので忌避にも無縁ですが、ムチ問題では大いに苦しみました。ムチには革ベルトや物差しなどが使われ、うちではガスホースでした。あの硬いゴム製のホースで叩かれると、非常に痛くて悪夢のようです。

ムチをされていると、じぶんが幽体離脱をするのを感じるようになりました。母に非難され、1時間や2時間の正座をさせられ、ガスホースで臀部《でんぶ》を殴りまくるムチをされ、抱きしめられて愛情のためにやっていると言われる一連の行為を、私の体を脱けだした私が、離れたところから冷淡に見おろしているようになりました。途中から、その分裂したじぶんは私の意識にずっと留まるようになってしまい、それから30年以上が過ぎたいまも、そのままでいます。『ジョジョの奇妙な冒険』に出てくる、登場人物の特殊能力を視覚化した「スタンド」みたいな感じと言えば良いでしょうか。もしかしたら『ジョジョ』の作者の荒木飛呂彦にもそんな身体感覚があって、それでこのスタンドという発想にいたったのではないかな、と想像することもあります。

　診断されたわけではないのですが、私には複雑性ＰＴＳＤもあると思っています。心的外傷後ストレス障害（ＰＴＳＤ）が、長期間の囚われによって、複雑化・深刻化するというものので、精神科医のジュディス・ハーマンが提唱したんですよね。過去の出来事がパラパラと再現なくフラッシュバックしてくる症状自体は、自閉スペクトラム症にも備わっていることが知られていて、杉山登志郎さんが「タイムスリップ現象」と名づけましたが、これは一般的にはどうということもない出来事が自動再生される現象のようです。それに対して私の場合は、子どもの頃からおとなになったあとまでの胸苦しい体験がぐちゃぐちゃとフラッシュバックするので、やはりこれは自閉スペクトラム症の特性というよりは複雑性ＰＴＳＤだと思うのです。複雑性ＰＴＳＤは２０２２年に刊行されたＤＳＭ-５-ＴＲ（『精神疾患の診断・統計マニュアル』第５版の改訂版）には、まだ精神疾患として採用されていませんが、２０１９年のＩＣＤ-11には、精神疾患として採用されていますね。

　２０１０年代には、欧米で宗教的トラウマ症候群（ＲＴＳ）という概念が知られるようになりました。宗教自体はもちろん悪ではないでしょうけれど、人間が組織を運営しているわけですから、当然ながらさまざまな不備がつきまとうわけで、場合によっては信者に害を与えます。「毒親」ならぬ「毒宗教」となるのです。宗教団体に苦しめられて、精神疾患を思わせる症状が出てしまうというもので、心理学者のマーリーン・ウィネルが提唱しましたが、この概念は日本ではまだほとんどまったく知られていないので、周知されてほしいと願います。基本的には複雑性ＰＴＳＤが宗教問題と絡まって顕在化しているものだと思いますから、正式な「精神疾患」とするのは違う気がしますが、私が精神医学や心理学を専門とする支援者、つまり精神科医や心理士と話していても、宗教問題にはなかなか対応できないことが多いと感じるので、その状況が改善されてほしいんです。もっとも、宗教体験で苦しんだ患者側が「どうせ伝わらない」と予想して、初めからあえて話題にしないようにしていることも、この状況の原因をとなっているのかもしれませんが。

依存症専門外来との出会い

アディクションの専門外来に通うようになってから、私の人生はかなり変わって、酒を飲むことはいまだにやめられていないものの、以前のような無茶な飲み方はすっかりなりを潜めました。私自身の判断では、一応「ほどほどに飲む」という感じでやれているかなと思うんです。人が見たら、また別の受けとめ方をするかもしれませんが。トシが広めている「ハームリダクション」の考え方はすばらしいと感動しています。断酒するのは難しいけれど、アディクションの有害さ（ハーム）をぐっと減らすこと（リダクション）ならまだできる、というのは私にとって希望の星になりました。

ところで、アディクションの治療で通っていたクリニックの2階で、AA（アルコホーリクス・アノニマス）のミーティングが開かれていて、そこで初めて自助グループを体験しました。じきに、自助グループをじぶんで主宰することになって、その活動が私の人生にとって決定的な意味を持つようになったのですが、しかしこの話はまた次回にでも書ければ良いなと思います。

2

ヘイ、マコト

松本俊彦

2023年4月9日

「ヘイ、マコト」

こんな呼びかけから始まる文章を書くなんて、本当に初めての体験です。ちょっと恥ずかしいような、くすぐったいような感覚、あるいは、「こんな自分でも『自助グループの仲間』にしてもらってもいいの？」といった戸惑いがあります。

不本意な人事と依存症の自助グループとの出会い

私は依存症を専門とする精神科医です。依存症という分野、実は自ら進んで選んだ道ではありません。確かに医学部入学前から、漠然と「将来は精神科医になりたいなぁ」とは考えてはいました。でも、依存症は完全に想定外だったのです。

私がこの分野を専門としたのは、単に大学医局の不本意な人事のせいでした。なにしろ、精神科領域の中で依存症は「超」がつくほどマイナーかつ不人気分野です。それだけではありません。全国の医学部を見わたせば一目瞭然ですが、依存症を専門として精神科教授になったという人は、まず見当たりません。つまり、この分野を専門にした瞬間に、エリートコースからの離脱、「セカンドクラス」精神科医決定というわけです。

ですから、依存症専門病院赴任当初、私は、大学医局からの「1年だけ泣いてくれ」という言葉をすがるように信じ、やたらと医者に挑み、絡んでくる依存症患者の対応に疲弊し、ため息をついては、「早くふつうの精神科医に戻りたい」とこぼしていました。

そんな私を大きく変えたのが、自助グループとの出会いでした。思い起こせば、28年前のとある日曜日、担当患者から「今度、スピーカーをやるから、聞きに来てくださいよ」と懇願されて、「しょうがねえか」と重い腰を上げ、郊外の教会へと足を運んだのでした。

そこでは、薬物依存症の自助グループ「ナルコティクス・アノニマス」のオープン・スピーカーズ・ミーティングが開催されていました。それが私にとって生まれて最初の自助グループ体験でした。教会の講堂では、薬物依存症の当事者が代わる代わる登壇し、薬物にまつわるずっこけ話や武勇伝を面白おかしく語っては、会場をドッカン、ドッカンと沸かせていました。

　そして、新たなスピーカーが登壇し、「薬物依存症の××です」と自己紹介するたびに、聴衆たちは声を揃えて呼びかけていたのが、冒頭の「ヘイ、××」だったのです。その呼びかけは、「これまでどんな立派なこと、どんな悪事をしてこようとも、いまここにいるありのままのあなたを認めるよ」と、無条件承認の応援コールとなって、会場を不思議な一体感で包みました。

　最初のうち、私はことさらにステージから距離をとり、傍観的態度を決め込んでいました。しかし、どうやら興奮の渦に巻き込まれ、我知らず人垣を掻き分けて前に進んでいたようです。ふと気がつくと、会のクロージング、あの「平安の祈り」の唱和の際に、私は当事者と一般参加者とが手をつなぎ合って作る大きな輪のなかにいました。一方の手は、クリーン（アルコールや薬物を使わない生活をしている状態）20年にもなるダルク[*1]の施設長のゴツゴツした大きな手とつながり、もう一方の手は、その日初めて自助グループにやってきた人の手――汗でベトベトに湿った掌は、直前まで覚醒剤を使っていた人のものでした――とつながっていたのを、今でも鮮明に覚えています。

――神さま、与えてください。――

変えられるものを変える勇気と
変えられないものを受け容れる心の落ち着きを
そして、その両者を見分ける賢さを

会場の空気が震えていたのか、それとも私自身が震えていたのか、今となっては確かめようがありません。しかし確かに、私はそこで何か大きなものに包まれるような神秘的な感覚を体験したのです。

そして、依存症の人たちに羨望の念を抱きました。「仲間がいるっていいなぁ」と素直に思いました。だって、人は年をとるごとに本当の意味での仲間は少なくなり、孤独になっていくものです。かつての友人は成功を競いあい、マウンティングしあうライバル関係へと変容し、仕事を通じて知り合った人の名刺だけはやたらと増えるものの、所詮は利害関係上のつながりにすぎません。プライベートだってそうです。結婚したり子どもができたりと、私的生活でも責任が増すごとに、家族の前ですら仮面が必要となってくるでしょう。

それなのに、依存症の人たちには仲間がいるわけです。仮面なし、マスクなし、パンツを脱いだフリチン状態でつながれる仲間がいる。その羨望の念が、私をして、「1年といわず、もう少し長く今の病院にいて、その世界を覗いてみよう」と変節させた気がします。

依存症とは何か？――「依存」と「依存症」の違い

ところで、依存症とはどんな病気でしょうか？

ここで注意すべきなのは、「依存」と「依存症」は別であるということです。

断言しますが、依存は決して悪いことではありません（ここを誤解すると、マッチョな自律論や自己責任論が噴出してしまいます）。

実際、みんな何かに依存していますよね？　仕事を頑張ったご褒美として、帰宅するなり缶ビールのプルリングを開けたり、ケーキやチョコレートといった甘いものを自分にごちそうしたりなんてことは、誰だってやっていることです。あるいは、熱いコーヒーやお茶、あるいはタバコの紫煙、パチンコやゲームでもよいでしょう。要は、「それがあるから頑張れる」、もしくは、「それがないと頑張れない」といったものがある限り、その人は何かに依存しているといえるでしょう。

人はみな何かしらに依存しています。酸素や水分、食物はいうにおよばず、仲間や家族といった親密な関係性なしに生きていける人などいません。人間は弱い動物なのです。

問題は「依存症」の方です。

一日の仕事を頑張った後のビールのおかげで翌日も元気に仕事ができるのであればよいのですが、夜に飲みすぎて、翌日体調がすぐれずに仕事のパフォーマンスが低下したり、あるいは欠勤してしまったりする。あるいは、酔った際の暴言や暴力によって、自分にとって大切な人を傷つけ、関係性を壊してしまう。これらは「健康的な依存」とはいえません。

そして、こうした事態をたびたび起こしながら、なおもお酒がやめられない、あるいは、何度もやめようと決意しては再び飲むことをくりかえしてしまう――これが依存症です。たくさんのデメリットが明らかなのに、それでもつかの間の安堵を求めてやまない「不健康な依存」、それが依存症という病気です。

けれども、この厄介な病気、「病気」といいながら、徹頭徹尾、医学的疾患ともいえず、社会のありようにもいくらか影響を受けている面があります。

たとえば、最近よく子どもを持つ親御さんから、「子どもは夜通しずっとゲームをやっている。ゲーム依存症だと思う。何とか治療してほしい」と相談されます。でも、親御さんが苛立つのは、それがゲームだからではないでしょうか？　もしも自分の子どもが夜通し勉強していたとしたら、親は決して精神科医に相談などしないはずです。

結局のところ、親が苛立つのは、子どもが自分の思い通りにならないからなのです。その意味では、依存症は、時代の文化や価値観、あるいは社会的通念と無関係ではありません。

それから、ひとくちに依存症といっても、依存する対象によって治療の場を訪れるタイミングや基準が異なります。

たとえば、毎日大麻煙草をふかす人と、毎晩お酒を痛飲する人を比較してみましょう。前者は、逮捕によって「社会的に殺される」ことを危惧して治療の場に登場することがありますが、皮肉にも心身は健康そのもので、「こんな元気な人が精神科に受診してもなぁ」と複雑な心境になります。一方、後者は、すでに肝臓がボロボロになり、土気色の顔をした、半ば瀕死の状態で診察室に登場し、「ちょっと来るのが遅かったなぁ。この状態だと精神科の前にまずは内科だなぁ……」と、別の意味で複雑な心境になります。

ここに依存性薬物（あ、アルコールはれっきとした薬物ですよ）の謎があります。実は、ある薬物が違法か合法かといった区別には、明確な医学的根拠などないのです。少なくとも「健康被害や依存性が深刻だから違法」ではありません。主流派に愛されている薬物は合法で、少数派に愛されている薬物は違法と、どちらかといえば多数決で決まっています。

世界中の様々な民族や文化にはそれぞれお気に入りの薬物があります。アメリカ先住民族は幻覚サボテンを宗教的儀式に使う風習があり、成人を迎える青年たちは長老たちから「正しい幻覚サボテンの使い方」を教わる風習がありました。

大麻もそうです。大麻は、かつては中近東地域、アルコール禁止のイスラム圏における、ささやかな娯楽に過ぎませんでした。ところが、16世紀以降、植民地化された南米の砂糖プランテーションにおいて、アフリカから強制的に拉致された奴隷が持ち込みました。そして、サトウキビ畑の脇で大麻の栽培を行って、過酷な強制労働の合間に疲れを癒す嗜好品として重宝され、やがて中南米の大衆的娯楽となりました。米国の白人たちはその習慣がどうにも我慢がならなかった——というのは嘘で、本当は中南米からの移民のことが気に食わなかったのでしょう。だから、大麻を目の敵にし、法律によって規制したのです。

現在、世界の多数派は西欧的なキリスト教文化圏が握っています。日本を含む、キリスト教信仰国ではないアジアの国々ですら、その文化圏——赤ワインをイエス・キリストの血と捉える、アルコールに寛容な文化圏——に包摂されて、その枠組みのなかで違法／合法が定められているにすぎないわけです。

なぜひとは依存症になるのか？——自己治療仮説

そんな風にいかにも怪しい「依存症」ではありますが、それでもやはり病気としての依存症は存在します。

ただし、それは、よくいわれているように依存性のある薬物を1回でも使用すると、脳の報酬系が薬物の快感にハイジャックされてしまう、といった類いの病気ではありません。それはさすがに薬物の効果を誇張しすぎでしょう。国連が2016年に刊行した『世界薬物報告書』によれば、過去1年以内にヘロインやコカイン、覚醒剤の使用経験のある人のうち、依存症の診断基準に該当する人は1割強程度です。そもそも、世の大半の人が使用しているアルコールだって、実は相当に強力な依存性薬物ですが、依存症になる人はごく一部です。

断言しますが、人間はきわめて飽きっぽい動物です。どんな気持ちがよいもの、どんなおいしいもの、どんな面白いものでも、手を伸ばせばいつでも楽しめるものとなれば、ありがたみが減じ、あっという間に飽きてしまう——それが人間の性《さが》です。

誰でもよいので、一発ギャグで一気に大ブレイクしたお笑い芸人を思い起こしてみてください。あっという間にお茶の間を席巻して一世を風靡《ふうび》し、テレビチャンネルのどこを覗いてもその芸人が出演しているといった状況になると、余命はせいぜい3ヶ月です。人気はたちまち凋落《ちょうらく》し、潮が引くように人々の関心が消えていきます。芸能界にはそうした一発屋の死屍が累々と積み重なっていますよね？　彼らは、私たち人間の飽きっぽさによる被害者です。

そんな人間なのに、なぜ一部の人は飽きずにある薬物をくりかえし使用し、あるいは、ギャンブルやゲームに執着し、人生のすべてを犠牲にしてしまうのでしょうか？

思うに、彼らをその薬物に駆り立てているのは快感ではありません。というのも、快感ならばすぐに飽きるはずだからです。おそらくそれは快感ではなく、**苦痛の緩和**なのではないでしょうか？　つまり、人は、かつて体験したことのない、めくるめく快感によって薬物にハマるのではなく、かねてよりずっと悩んできた苦痛が、その薬物によって一時的に消える、弱まるからハマるのです。快感ならば飽きますが、苦痛の緩和は飽きません。それどころか、自分が自分であるために手放せないものになるはずです。

ちなみに、苦痛の緩和に役立つのは、心地よい酩酊だけではありません。一般的には「苦痛」と捉えられるものですら役に立つことがあります。たとえばリストカットのような自傷行為を考えてみましょう。確かにいずれの行動も、一見すると、快感にはほど遠い行為です。しかし、それでも、それよりもはるかに大きい苦痛から一時的に意識を逸《そ》らすのに役立つ可能性があります。そうであればこそ、リストカットはしばしば習慣化するのです。

こうした観点は依存症臨床ではよく知られているものです。かつて米国の依存症専門医エドワード・カンツィアンは、「依存症の本質は快感ではなく苦痛であり、人に薬物摂取を学習させる報酬は快感ではなく、苦痛の緩和である」と指摘し、「**自己治療仮説**」という考え方を提示しました。この自己治療仮説は、私たちに依存症の本質を教えてくれます。それは、依存症は確かに長期的には命を危険にさらしますが、皮肉なことに、短期的には、今いるしんどい場所や状況に踏みとどまり、「死にたいくらいつらい今」を一時的に生き延びるのに役立つことがある、ということです。

人が何かにハマるとき、そこには必ずピンチが存在します。大切な関係性の喪失や破局のような一大事かもしれませんし、少々無理をしている、今いる場所が何となく居心地が悪いといった程度のこともあるでしょう。程度の差こそあれ、ピンチにはちがいありません。

そのことは、依存症の臨床現場でも日々痛感させられています。というのも、診察室で酒やクスリの話をしているのは、治療を始めてせいぜい最初の1、2年だからです。治療関係さえ続いていれば、大抵、酒やクスリの問題なんて多少ともよい方向に向かうものであり、それに伴って次第に診察室で話題になるのは、日々の生活の困りごとや、今また口を開いて流血しはじめた心の傷の話です。そうした話を聞きながら、私はこう考えるのです。「この患者さんがほんとに困っていたのは、酒やクスリのことではなくて、こっちのことだったのかも……」と。

その意味では、依存症の問題はそうした根っこにある生きづらさへの応急処置にすぎず、問題の本質は酒やクスリとは別の場所にある――経験を積めば積むほど、私はそんな思いを強めてきました。これはリストカットなどの自傷にも当てはまります。あるいは、こう言い換えてもよいでしょう。曰く、依存症や自傷は「**支援につながるための入場券**」にすぎない、と。

そんな思いで、様々な依存症だらけのマコトの人生へと思いを馳せるとき、そして「宗教2世」としての生い立ちを考えるとき、いろいろと思うところがたくさんあります。

この往復書簡を通じて、「やめる／やめない」といった薄っぺらな依存症論ではなく、依存症の裏側にある深い井戸に糸を垂らしていきたいです。

＊1　Drug Addiction Rehabilitation Center のこと。薬物依存症から回復した当事者が運営する、民間依存症リハビリ施設。国内各地１００施設ほど存在する。

担当編集Fより

マコトさんと私が出会ったのは、担当書『宗教2世』（荻上チキさん編著）への寄稿をお願いしたことがきっかけでした。打ち合わせをセッティングしたところ、まだ日が高い時間帯にもかかわらず、マコトさんは淡麗のロング缶を片手に登場しました。その時、出席者は私ひとりだったので、「私は夢を見ているのかな？」と半信半疑でいました。あまりのことに現実を受け入れられなかったのです。

しかしその後、様々なイベントでご一緒する度に、マコトさんが時間・場所を問わずお酒を飲んでいる場面を目撃することになり、「これはただごとではない」と気が付くにいたりました。編集者として、一友人として、見過ごすことはできない、という思いに駆られました。思えば、依存症というのは現代人にとって、とても身近な「病」です。

そこで依存症といえば、松本俊彦さんであろう！　とトシさんにお声がけをするにいたりました。依存症の治療では、当事者同士が自身の体験について話し合う「自助グループ」が有効といわれています。トシさんは、依存症の専門医でありながら、実は超がつくほどのヘビースモーカーで、「ニコチン中毒」。ある意味では当事者でもあります。そんなおふたりが対話することで、何かが起こるのではないか。そしてその対話を読んでいる人にも、きっといい影響があるのではないか。そんな期待があって、今回の往復書簡を始めるにいたりました。

3

自助グループと地獄行きのタイムマシン

横道誠

2023年5月2日

ありがとう、トシ。

トシの『誰がために医師はいる――クスリとヒトの現代論』（みすず書房、2021年）を読んでから、トシのことをもっと知りたいって思ってました。トシのこの本が発売された1ヶ月くらいあとに、私の最初の単著単行本『みんな水の中――「発達障害」自助グループの文学研究者はどんな世界に棲んでいるか』（医学書院、2021年）が発売されたんだけど、これは大学の文学部で准教授をやっている人が、これでもかというくらい赤裸々に自己解剖をしてみせるというのが「売り」の本。でも私は無名の人物だったから、多くの人は「この人、誰？」って思っただけだと思うんです（笑）。ほぼ同時期に、依存症の専門医としてポジションを確立済みのトシが同じようなことをやったら、そりゃあインパクトがぜんぜん違うから、それだけでも負けてしまうよって（笑）。

精神科医になりたい人ってどういう感じなのか、興味があります。斎藤環さんは北杜夫のファンで、じぶんも同じような「精神科医兼物書き」になろうと思ったそうですね。で、ラカン派の精神分析をやったり、オタク論をやったり、引きこもり支援に乗りだしたり、オープンダイアローグを普及する推進役をやったりしている。私も北杜夫のファンで、文学というものに開眼させてくれた作家のひとりとして大好きだったんだけど、じぶんが発達障害の診断を受けてからは、かつての主治医にも、セカンドオピニオンをくれた精神科医たちにも、それから精神医療の学会に参加して出会った医者たちにも、「この人たちの患者への態度って、どうなんかな」と思わざるを得ない人々をたくさん発見してしまいました。なんだか小馬鹿にするような口調で患者たちについて言及したり、治療薬の効果をデータ提供してくれる実験動物のような見立てを示すことに躊躇がなかったり。しかし、私はいま思うところもあります。斎藤環さんは『まんが　やってみたくなるオープンダイアローグ』（医学書院、2021年）で、じぶんに敵対的な態度を取る患者たちに悩まされて鬱状態になったことを語っていたけれど、トシもおんなじような経験をしたみたいだから、「どっちもどっち」なのかもしれないね。「卵が先か鶏が先か」問題。

依存症を専門とするいまの主治医はとても良い人で、その人に出会えたことは精神科医に対するイメージを変化させる上で、とても大きかったです。ひとつひとつの言動から誠実な印象が伝わってくるんですね。壮年期の唐沢寿明をさらにイケメンにしたような顔立ちの人です。ときどき「松本俊彦先生という有名なかたがいて……」と話しはじめるので、トシのことを尊敬して、見習っているのかもしれませんね。私は何も知らない赤ん坊のような顔をしながら、その「松本俊彦語り」に耳を傾けています。いまやっている往復書簡が書籍化されたら、それを診察室でさっと渡して、主治医がびっくり仰天する顔を見るのを楽しみにしています。

発達障害者らしく話が横道に逸れ気味なのですが、精神科医に対する不満を私が述べていると、斎藤環さんが「精神科医って医学の世界で最下層として扱われてるんですよ。精神医学って、診断基準はコロコロ変わるし、手術や薬でビシッと治ることも少ないし」となだめるようにおっしゃられて、精神科医に対する見方が改めてガラッと変わりました。もしかして、私のように発達障害やPTSDや依存症に苦しんでいる人たちと、精神科医たちって、案外と近い位置づけにあるんじゃないかなって。じぶんの精神的葛藤をうまく言語化して解消できる場面に出会えなくて、患者に対する冷たい（少なくともそう見えることが多い）態度につながってるんじゃないかなって。だから私はいまではよく自助グループで、「精神科医に優しくしよう。彼らはある意味では私たちと弱者同士という仲間なのだから」というテーゼを口にしています。私の自助グループには精神科医や心理士が「助けてください。ほんとうは私が障害や病気で困ってる側です」と頼ってくることもあって、そういう人たちに出会えると、私は「この人たちは『降りていく』勇気をちゃんと持っている！」と感動してしまいます。

それにしても、トシが自助グループに出会ったのは、もう四半世紀も前だなんて、驚き桃の木。この往復書簡で、トシは精神医療の世界の代表、私は自助グループの世界の代表だ、という認識でいたけど、トシは自助グループに関する見識でも大先輩なんで、まったくそうではなかった（笑）。

アルコホーリクス・アノニマス（AA）との出会い

私が大学を休職することになって発達障害の診断を受けたのは2019年3月から4月くらい、秋から依存症の治療を受けるようになって、初めて自助グループ「アルコホーリクス・アノニマス」（AA）を体験したのもその頃。いまから4年ほど前になります。その少し前から、津島隆太さんのマンガ『セックス依存症になりました。』がウェブ連載されていて、セックス依存症のための自助グループが描かれていて、それで初めて知りました（それにしても、セックス依存症って、正式にはまだ依存症として認定されていないのに、セックス依存症患者のための自助グループはちゃんと活動しているんですね）。

私がＡＡで体験したミーティングも、そのマンガのなかの描かれ方と同様に、あるいはトシ自身が体験したように、ショッキングでした。赤裸々に語られる痛々しい記憶や奇妙奇天烈に見える近況は、現実感覚がグニャングニャンに狂わされていくかのようだった。（守秘義務があるので、以下は事実を改変した実例となりますが、）じぶんのせいで一家離散となって、何度も自殺しようとしたけど果たせないままだ、と泣きだす初老の女性。酒はなんとかやめられているけれど女装をして深夜徘徊するのがやめられないと語るマッチョな体つきに見える中年男性。そういうふうな語りを聞いているうちに、じぶんも「最奥の部分」を語らなくては、ほかの参加者たちに失礼だと考えるようになって、見様見真似でなんでも語るようになりました。

私の『みんな水の中』とか、『イスタンブールで青に溺れる——発達障害者の世界周航記』（文藝春秋、２０２２年）とか、『ひとつにならない——発達障害者がセックスについて語ること』（イースト・プレス、２０２３年）とか、いずれも赤裸々すぎて衝撃的と言われたりしますが、それは結局ＡＡでこねはじめた生地の完成品ということになると思っています。

「宗教2世」のトラウマと自助グループの「宗教っぽさ」

トシが感動したという「平安の祈り」は私も好きで、宗教臭はあっても、内容自体は普遍的な知恵だなと思います。アメリカの作家カート・ヴォネガットも『スローターハウス5』で引用していて、この小説を読んだのは高校生のときでした。私は「宗教2世」だから、しかもキリスト教系のカルトだったから、「神さま」に関する話は、人一倍の抵抗感を覚える一方で、それだけにそういう「仮想敵」とはなんとか格闘して、公平に評価できるようになるべきと思わせられるものでもありました。それで、この祈りは私の記憶にグッと刻まれたんです。高校生のときの私に「25年ぐらいあとに、この祈りにまた再会することになるよ」って教えてやりたいです（笑）。

大切なポイントですが、私はじつは、じぶんが主宰している自助グループではこの「平安の祈り」も、ＡＡなどの「アノニマス系」で回復のメカニズムとして前提になっている「神」や「ハイヤーパワー」の原理も採用していません。これらのグループ（自助グループの源流！）では、じぶんの無力を求めて、神やハイヤーパワーに身を委ねることで、回復していくというプロセスを示しますよね。ＡＡに行くのをやめた依存症仲間と話していると、「宗教っぽくて嫌だった」とよく不満を漏らされます。日本人に合うように、神道っぽかったり仏教っぽかったりしたら違和感は少ないのかもしれないけれど、アノニマス系はどうしてもキリスト教の香りがしますからね。ＡＡの聖典と言える『アルコホール・アノニマス』（通称「ビッグブック」）を読むと、どんな神でも良いと書かれているから、ほんとうはキリスト教の唯一神に限らず、アラーでも仏でも天照大神《あまてらすおおみかみ》でも、あるいはじぶんで空想した超越的存在でも信じる対象にして良いという仕組みですが、宗教的な空間へと導くことで、回復を図るのには変わりありません。

『唯が行く！――当事者研究とオープンダイアローグ奮闘記』（金剛出版、２０２２年）などの私の本で詳しめに論じたことがありますが、結局このアノニマス系の方式は、「依存先の振りかえ」なんだと思っています。心にトラウマを負って、フラッシュバックなどで死ぬほど苦しいから、それをやわらげようとして、アルコールやタバコを含めた薬物とか問題行動に手を出す。一時的な快楽を得て、少し楽になったように感じるので、どんどんのめりこんでしまう。でも、どれだけ物質や行為に耽っても、完全に苦痛が除去されるには至らない。そうして脳内の過剰な化学物質によって、脳機能に支障が発生してアディクションの患者になっていく。そこで、「より安全なものに依存すれば良い」という発想がアノニマス系の発想だった。それは結局、ハームリダクションの先駆的アイディアということです。「神さま」、「ハイヤーパワー」、12ステップによる回復への道程、そして「平安の祈り」にすがれば、心の空隙《くうげき》が埋められて、アディクションから脱出できるというわけです。

私はこの仕組みを容易に肯定できます。非常に理屈が通っていると思って、自助グループに惹かれました。ところが、宗教2世としての背景のために、アノニマス系にはどうしても安住できなかった。なにせ、どんな神でも良いと言っても、ミーティングの空間は結局のところキリスト教的な雰囲気にそっくりになる。なによりミーティングのために会場を貸しだしてくれる施設は、公民館を除くとキリスト教の関連施設が圧倒的に多い。それで、私はミーティングに参加するたびに「地獄行きのタイムマシン」が起動するようになり、耐えられなくなった。ほかの参加者たちは、ミーティングに参加したことで、「仲間」との連帯に励まされ、心の空虚感が埋められて、飲酒から遠ざかるのに、私の場合は、ミーティングに出ることで地獄行きのタイムマシンが雄叫びをあげて爆進してしまうから、ミーティングに出ると、帰ってから、あるいは帰り道で余計に酒を飲んでしまうということになりました。この問題をどうするのか、ということが自助グループに参加するようになった当初のいちばんの課題でした。

初めてＡＡのミーティングに参加してから半年くらいしてから、私は自助グループをみずから主宰するようになりましたが、結論として私はアノニマス系とは異なるタイプの自助グループをやることに決めたんです。発達障害者向け、アダルトチルドレン向け、宗教2世向け、LGBTQ+向けというように、その数はどんどん増えていって、いまは9種類の自助グループを主宰しています。でも紙幅が尽きたので、それらがどんなふうなのかは次回また書こうと思います。一言だけ予告しておくと、私が主宰する自助グループでは「神さま」には退場してもらったけど、トシも感動したという「仲間」には大活躍してもらっている、という特徴があるんですね。

4

「ダメ。ゼッタイ。」よりも「回復のコミュニティ」

松本俊彦

2023年5月5日

マコト、お返事ありがとうございます。

いきなり専門家である私の方が自助グループの先輩みたいな話になると、専門家と当事者との出会いという、当初計画されたこの往復書簡のコンセプトが壊れてしまいますね。

でも、安心してください。私は、あくまでも傍観者として自助グループに出会っただけです。

医師が抱く自助グループへの劣等感

それにしても、自助グループの回復を促す力はすごいですね。これまでの臨床においても、手に負えない、「札付きの不良患者」が自助グループにつながり、文字通り「大化けする」瞬間に何度も立ち会ってきました。しかし、それだけに、駆け出しの頃の私は、「医者の役割って何だろう？」と自分の専門性に疑問を抱き、自信を喪失したのも事実です。

実は、依存症臨床において、「無力」を認めないといけないのは当事者だけではありません。医者もまた「無力」に直面します。ある意味で、こうした「無力さ」に耐えられるかどうかが、その医者の依存症治療への向き不向きを占うリトマス試験紙になるともいえます。

とはいえ、医者が自身の無力を受容することには副作用もあります。それは、自助グループに劣等感を抱いてしまうことです。だって、医者の多くは12ステップに取り組んだことがなく、加えて私の場合、酒もタバコもまさに現在進行形、回復する気もないわけです。そんな私が、静かで謙虚な物腰の、断酒20年超のオールドタイマー（長年にわたって断酒・断薬を継続している人。自助グループのベテランメンバー）と対峙《たいじ》すれば、「ああ、俺はダメ人間だ」と卑屈になるのも、まあ無理からぬ話です。

その結果、医者はやたらと自助グループ推しになります。「病院だけじゃダメだ。12ステップなくして回復はありえない」と患者を自助グループへとプッシュし、のみならず、「AAに行く気がないなら、うちでは診ません」などと、なかば脅迫めいた提案さえしかねません。

実際、駆け出し時代の私がそうでした。あまりにも熱心にAAを勧めたせいで、患者から病院長宛てにクレーム投書をされたほどです。曰く、「県立病院に勤務する公務員の医師が、患者に特定の宗教を勧めるのはいかがなものか」と。

自助グループの宗教くささの由来

もちろん、ＡＡは宗教ではありませんが、確かに宗教くさいです。

それには理由があります。

ＡＡ創始者のひとりビル・ウィルソンは、あるとき哲学者ウィリアム・ジェイムズの著書『宗教的体験の諸相』のなかに、「私の知るかぎり、アルコール依存症者の衝動に対する唯一根本的な解決策は宗教熱レリジオマニアである……（中略）……諸君は宗教生活を、その結果のみで判断する覚悟がなければならない」という一節を見つけました（アーネスト・カーツ著、葛西賢太・岡崎直人・菅仁美訳『アルコホーリクス・アノニマスの歴史――酒を手ばなした人びとをむすぶ』明石書店、２０２０年）。これとてもあくまでジェイムズの直感にすぎないわけですが、ビル・ウィルソンは、「これだ！」と雷に打たれたような霊感を得たようです。

要するに、回復の「道具」としての宗教利用です。ジェイムズの考え方は、後にプラグマティズムとして発展しますが、その考えによれば、宗教は形而上学的な真理ではなく、あくまでも有用な道具として価値が認められることとなります。乱暴に要約すれば、「『神』が何者かなんてどうでもいい。断酒に役立つから、とにかく『神』を担ぐのだ！」というわけです。

後に『アルコホーリクス・アノニマス』（通称：ビッグブック）を執筆する際、ビル・ウィルソンはジェイムズの宗教に対するアプローチをそのまま採用しました。彼は、「AAは、特定の教義や宗教的修養に固執するのではなく、神や超越した者の感覚を主張するという意味においてのみ宗教的なプログラムである」などと迂遠に前置きをしていますが、要は、「これまで自分の意志だけで酒をコントロールしようと頑張ってきたが、いい加減、自分の無力を認めて、これからは、今までとは正反対の方法に切り替えろ！」ということです。それが、自分の意志を超えた何か（ハイヤーパワー）に完全に自らを委ねること（12ステップの最初の3つのステップ）なのです。

しかし、今だからわかるのですが、すべての依存症患者に12ステップがマッチしているとは限りませんし、それをやらないと回復できないわけでもありません。実際、マコトのように子どもの頃に宗教によって傷つけられた経験のある人にとって、AAの宗教くささはそれ自体が外傷的です。それから、虐待やいじめ被害によって自身の感情を無視され、存在を否定され、嫌というほど自らの「無力」を思い知らされてきた人にとって、ステップ1の「無力」という言葉が残酷に響きます。「ああ、そうか、やっぱり自分は無力なのか」「結局、悪いのは無力な自分なのか」と受け取り、ますます自己否定的な感情を強めてしまう人もいます。

自助グループに劣等感を抱く医者がいうのはやや口幅ったい気もしますが、もしもマコトがAAに疑問を感じたならば、そこはジェイムズばりのプラグマティズムに則るべきでしょう。つまり、「12ステップが合わないと感じる以上、これは自分にとって利用価値はないし、したがって、真実でもない。別の効果的な方法を探そう」です。

ジェリネック曲線への疑念

ここらでちょっとAAのことをディスらせてください。決して全面否定するつもりはなく、少しだけその価値を相対化したいのです。

AAでは、「アルコール依存症は慢性・進行性の病。完治しないが、断酒を続ければ回復はできる」というのが、セントラルドグマとなっています。

しかし、これは本当でしょうか？


アルコール依存症が慢性・進行性の病であることを提唱したのは、イェール大学の生物統計学者E・M・ジェリネックです。1940年代から50年代にかけて、彼は、およそ2000人のAAメンバーに対する質問紙調査から、そのことを明らかにしました。

彼がその原型を作った「ジェリネック曲線」（次ページ図参照）は、まさにその調査にもとづいたものです。このビジーなU字曲線は、AAのセントラルドグマをダンテ的な転落と再生の物語として描き出しています。酒を飲み続けるかぎりアルコール依存症者は降下し続け、ついには「底つき（Rock Bottom）」を体験します。そこで、宗教的な回心を体験してAAにつながり、断酒を続けることができれば、人生は上昇へと転じる——そういった経過を示しているのです。


ちょっとできすぎた話です。

確かにアルコール医療におけるジェリネックの貢献はきわめて大きく、彼なしでは現在の「依存症」という疾病概念だってあり得なかったでしょう。今日、アルコール研究で最も権

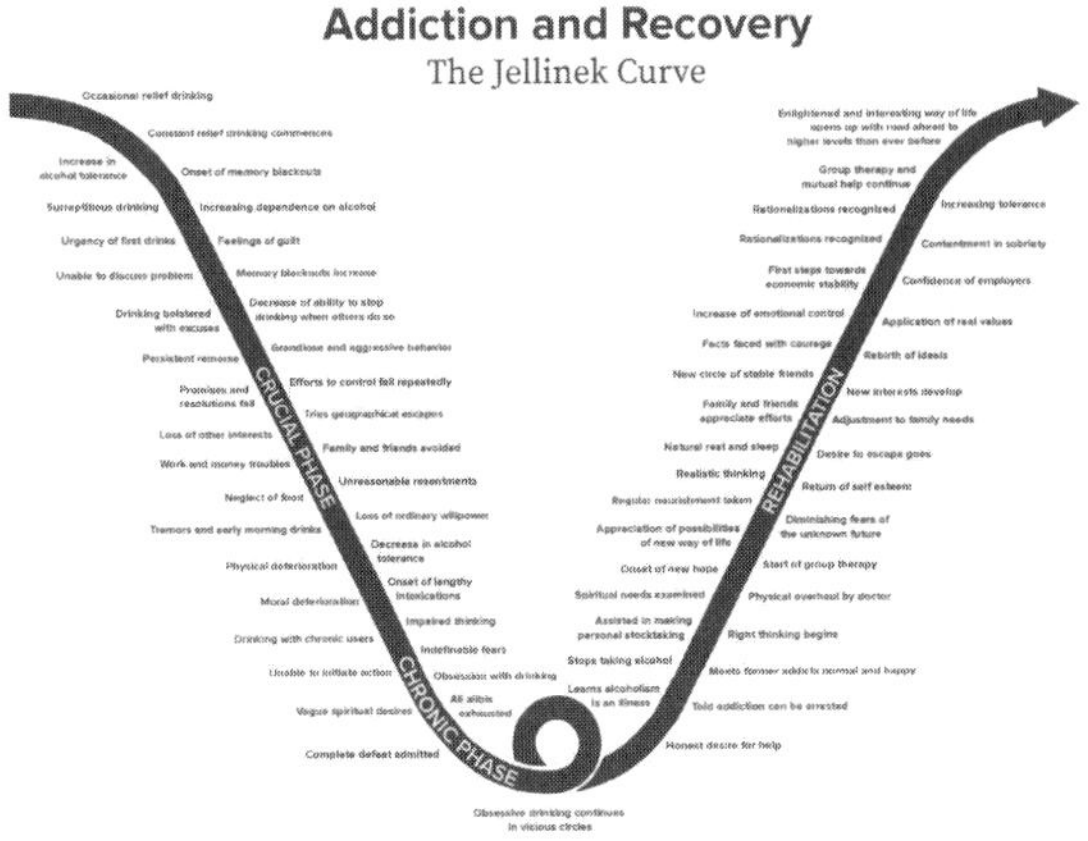

図1: ジェリネック曲線

Glatt, M. M.: Group therapy in alcoholism. British Journal of Addiction, 54, 133–148, 1958. より

依存症の発症から底つき体験、そしてそこからの回復までの経過を示した図

威のある賞に彼の名前が冠されていることについても、まったく異論はありません。

ただ、ジェリネックにはいささか怪しげなところがありました。ハンガリー生まれの彼は、通貨投機に失敗し、現金密輸のかどで警察に追われる身でした。そして、這々《ほうぼう》の体《てい》でハンガリーを脱出すると、しばしシエラレオネとホンジュラスに潜伏した後に米国入りし、履歴書にでっち上げの学位を記して大学の職を得たといわれています。

加えて、彼の質問紙調査には、方法論上の問題がありました。彼は、AAの機関誌『グレープバイン』を通じて調査協力者を募ったわけですが、反応があったのはAA会員の1割程度、おまけに、集計に際しては、女性会員の回答など、返送されてきた質問紙の3分の1あまりを廃棄していたようなのです。

ジェリネック曲線発表から20年を経た1970年代、AAのセントラルドグマを覆す研究が行われました。米国国立研究機関が行った、大規模かつ信頼性の高い2つの研究です。

ひとつは、アルコール問題を抱える人たちを追跡した自然経過研究です。そこでわかったのは、アルコールの問題を抱える人の約4割は、何の治療も受けないまま、自然治癒している、という事実でした。

そしてもうひとつは、アルコール依存症と診断された人をランダムに、「完全断酒を目標とする治療を受ける群」と「減酒を目標とした治療を受ける群」との2群に分け、治療終了後に危険な飲酒パターンをぶり返す割合を比較した研究です。その結果はなんと両群ともに差がないというものでした。

ちなみに、この研究結果に当時のAA主要メンバーは憤慨し、この研究報告書を潰すべく、政治家に対するロビー活動を精力的に行ったといわれています。この研究成果が、専門家のあいだですらあまり知られていないのは、おそらくそのせいでしょう。

「ダメ。ゼッタイ。」に効果はない

「断酒を目指そうが、減酒を目指そうが、治療効果はさして変わらない」

確かにこれは、ＡＡメンバーはもとより依存症支援者にとってもショッキングな結果であったことでしょう。

でも、私は少しも意外に感じません。というのも、一方的に「ダメ。ゼッタイ。」と飲酒や薬物を禁じることの無意味さは、すでに歴史、そして自身の臨床経験から明らかだからです。

たとえば、法令による禁止は、しばしば「禁止の鉄則」と呼ばれる現象を誘発します。過去１００年をふりかえっても、アヘンの吸煙を禁じたらモルヒネの皮下注射が増え、モルヒネを禁じたらヘロインの静脈注射が増え、ヘロインを禁じたら今度は強力な医療用麻薬（オキシコドン、フェンタニル）の乱用が増える……といった具合に薬物の危険性は加速してきたのです。

同じことは、日本でも、脱法ハーブなどの危険ドラッグが社会問題となったときにも発生しています。規制を強化すればするほど、より危険な新たな脱法的な薬物が流通し、危険ドラッグ使用による救急搬送者数と死亡者数は激増したのでした。

厳しく禁じられるほどそそられるのが人間である、というのはもはや普遍的定理といってよいでしょう。そもそも、かつて中国でアヘンが広がったのは、なぜだったのでしょうか？まことしやかにいわれているのは、ときの清朝皇帝によるタバコ禁止令の影響です。

治療の現場でも同じです。医者が一方的に断酒という治療目標を掲げれば、患者が治療の場から去ってしまうリスクがあります。これでは治療以前の問題です。運よく治療を続けてくれたとしても、飲んでいるのに「飲んでない」と言い張るなど、患者を嘘つきにしてしまいます。これもダメです。飲みたいときに「飲みたい」といい、飲んでしまったときに「飲んだ」といえないようでは、依存症の治療なんてできません。

なかには、真正直に取り組む患者もいますが、そうした人はうっかり失敗したときが怖いのです。「1杯も100杯も同じ」と自暴自棄になって死ぬ気で飲み、かつてないほどひどい状態に陥るからです。これは、「禁断破断効果」と呼ばれる、依存症臨床では有名な現象です。

こういった文脈で重要になってくるのが、マコトも触れていた「ハームリダクション」という考え方です。ハームリダクションについては、また後の機会にくわしく述べますが、簡単にいうと次のようになります。つまり、従来であれば支援から離脱していた人たちを支援の場につなぎ止め、少しでもマシな結果を目指そうとする、ある意味で野心的な考え方です。

断酒よりも「回復のコミュニティ」

大規模な依存症治療に関する研究は、私たちに重要なことを教えてくれます。その研究は、アルコール依存症患者を、「12ステッププログラム参加群」「認知行動療法参加群」「リハビリ施設入所群」の3群に分け、その治療効果を比較するというものです。

結果は、いずれの群も治療成績に違いがないというものでした。しかし、サブ解析からは興味深い知見が明らかになりました。それは、自分の意志でそれぞれの治療法を選択した人の治療転帰がよいこと、さらには、最初は飲酒しながらも治療から離脱せず、少しでも長く治療関係にとどまった人の治療転帰がよかった、ということです。

もうひとつ興味深い研究があります。コカイン依存症患者に対する認知行動療法の効果に関する研究です。その研究では、治療期間が長ければ長いほど、治療頻度が高ければ高いほど、治療転帰がよいことが明らかにされました。しかし何より驚くべきことは、治療終了後にコカインをやめ続けている患者の生活を仔細に観察すると、認知行動療法で学んだ対処スキルを用いている人がほとんどいなかった、という事実でした。

これらの研究が示唆するのは、次のようなことです。曰く、「回復の鍵を握るのは、12ステップでも認知行動療法でもない。重要なのは治療法ではなく、もっと非特異的なもの、つまり支援者や仲間とのつながり――私はそれを**『回復のコミュニティ』**と呼びます――を維持することであり、**酒や薬をやめているかどうかはもはや二の次である**」と。

どうです？　マコトがこれまで試みてきた、マコトなりの自助グループのあり方、全然まちがっていないと思いませんか？

担当編集Fより

本書を担当している編集者も、宗教2世です。宗教2世には様々な生きづらさが存在していますが、そのひとつが、今回の往復書簡で語られている、日常の、ちょっとした場面における外傷的な儀礼やイベントとの遭遇です。かつて親や教団に強制されたような「極端に有害なもの」ではない、と頭ではわかっていても、宗教的な儀礼やイベントをきっかけに幼少期の嫌な記憶がフラッシュバックしてしまい、心理的な安全を感じられなくなってしまいます。例えば、雑誌やテレビのちょっとしたコーナーで紹介される占い、観光目的で立ち寄る神社仏閣、参列した結婚式のチャペルなど。多くの人にとってなんでもないような場面で、恐怖や不安を掻き立てられることがあります。

宗教2世にとっては、そういう「何も考えずに参加しちゃえば、いろいろとメリットがあるのに」という行事に乗り切れない、ということ自体が劣等感や自己否定感につながります。「いつまでも過去に囚われている、未来志向になれない自分」に情けなくなってしまいます。

しかし、そのような宗教2世にとって、トシさんの提言はとても心強いものです。私たちは回復のあり方をカスタマイズすることができる。大切なのは、いかに持続可能な「回復のコミュニティ」を維持できるか。では、そのためにはどんな工夫や選択肢がありうるのか。次回は、数々の自助グループを運営してきたマコトさんの返信。現場の実践知からヒントを得られるかもしれません。

5

無力さの受容と回復のコミュニティ

横道誠

2023年5月6日

ありがとう、トシ。前回の内容は自助グループ・ジャンキー（？）の私には、ほんとうに励まされるものでした。

「回復の鍵を握るのは、12ステップでも認知行動療法でもない。重要なのは治療法ではなく、もっと非特異的なもの、つまり支援者や仲間とのつながり――私はそれを『**回復のコミュニティ**』と呼びます――を維持することであり、**酒や薬をやめているかどうかはもはや二の次である**」と。

どうです？　マコトがこれまで試みてきた、マコトなりの自助グループのあり方、全然まちがっていないと思いませんか？

アディクション治療の権威から、励ますように背中をバーンと叩かれた気分で、感無量とはこのことですね。

無力さの受容と男らしさの病

ＡＡに熱心に通っていたとき、『ビッグブック』に興味を持って小冊子版――ミニブック？（笑）――を入手して、熱心に読みふけりました。ＡＡって結局は宗教、というかキリスト教への新手の勧誘なんじゃないかなという疑いを持っていたので、この本を読んで、そうではないんだなって、やっと信用することができました。どんなんでもいいから、とりあえずじぶんなりに信じられる神を信じようという提案が書いてあって、トシも話題にしていたウィリアム・ジェイムズの話題にあがって、「これなら信じて良さそうだ」と思った。私は宗教関係の専門家じゃないけど、文学研究をずっと宗教問題に絡めてやってきて――子どもの頃に「洗脳」されたのを相対化しようと足掻いてきた人生だと思ってる――ジェイムズが提示したような宗教的多元論というのは、ひとつの理想的モデルだなと若い頃に思ったときがありました。宗教的経験（典型的には神秘主義的な胸酔体験）というものが、特定の宗教の正当性を保証するものではなくて、どんな宗教にもあるものだと書いてあるのを見て、「フェアな議論だな」と思った。だから、『ビッグブック』が「ウィリアム・ジェイムズ系統」だとわかって、それだけで安心したというところがあります。

トシが引用していた、アルコール依存症者を解決するのは宗教熱だというジェイムズの指針、すごい発明だったと思うけど、じつは世俗的な論理として整備されていなかっただけで、19世紀の欧米ではすでに「常識」だったのかなと想像してしまうところもあります。というのも、19世紀に書かれた小説を読んでいると、「飲んだくれのダメ人間だった男が、神さまへの信仰に目覚めて、驚くべき真人間に大変身」というパターンの展開がよく出てくるからです。これって「出来すぎ」「いかにも作り話」にも見えるけど、たんに「あちこちでよく起こってること」だったのかもしれませんね。アディクションで人生をダメにしている人に対して、神父や牧師たちが「神にすがって更生しなさい」と励ましていた。もしかすると、それは「信じるものは救われる」という教条主義でやっていたのかもしれないけれど、いざ神さまに夢中になったら、酒よりも信仰のほうが「強烈に効く」から、敬虔さによってアディクションが解消されてしまうという魔法が発生する。よくできているなと思います。

トシが書いていたように、「アノニマス系」の12ステップは「無力」の受けいれから始まるけど、これが「男らしさの病」に浸っている人たちに抜群に効くのは、私自身この病にまったく罹患していないわけではないから、よく理解できると思ってきました。トシは薬物乱用などで、マスメディアを騒がせた著名人たちの治療もよく担当しているってどこかで聞いたことがあるけど、そういう著名人で更生した態度を見せている人たちって、どの人も以前は剝きだしにしていたギラギラした凶暴な男臭さを脱水・排水したかのような雰囲気を見せている。シュンとして、謙虚な姿を見せてくれていて、「かわいい系のおじさん」に変貌してしまっている。彼らのそんな姿を見るたびに、私は「この人もじぶんの無力を受けいれたのか。すばらしいことだ」と眺めています。やはり私も「無力」を受けいれて、別の言い方をすると、いろんな見栄を諦めて生きるようになったので、彼らの気持ちがわかるような気がして、ちょっと泣きそうにもなってしまう。

　そこらへんのことを全部わかってるトシが、併せて「実際、マコトのように子どもの頃に宗教によって傷つけられた経験のある人にとって、AAの宗教くささはそれ自体が外傷的です。それから、虐待やいじめ被害によって自身の感情を無視され、存在を否定され、嫌というほど自らの「無力」を思い知らされてきた人にとって、ステップ1の「無力」という言葉が残酷に響きます」と書いてくれるトシは、やはり信用できる精神科医だなと信頼を新たにしました。そういえば、このまえ石田月美さんと話していたのですが、月美さんは「無力の受けいれは男性だから意味があることであって、女性ではどうなんだろうか」と言っていて、

「おもしろい論点!」と思いました。そのあたりの議論を詳しく知りたいなって、いまムズムズしています。男性が女性より「全能感」を感じやすいのと対象的に、女性は男性より「無力」の感覚に苦しむことが多いだろうから、もしかしたら、女性には女性用の「12ステップ」が必要なんだろうか。

自助グループでの取り組み
――当事者研究とオープンダイアローグ

私が主宰している自助グループはいま9種類あるけど、ほとんどのグループでは当事者研究を中心にやっています。疾患や障害の当事者が、類似した特性を持つ仲間とともに「苦労」の仕組みを研究して、生きやすさを見つけていくという「浦河べてるの家」発祥の取りくみ。ちょっと話が横道に逸れるけど、この「浦河べてるの家」という名前も、最初は「ゲーッ」と吐きそうな暗い気分がしたものです。子どもの私が信じこまされていたカルト宗教では、「ベテル」「ベテル奉仕」「ベテル家族」などの用語が、信者同士の会話でよく飛びかっているんです。「べてる」がひらがななのも、よけいに気持ち悪いなと思って。

でも、じぶんで仲間を集めてミーティングを開いてみると、すぐに当事者研究に夢中になりました。リーダー役を務めてきた向谷地《むかいやち》生良《いくよし》さんはプロテスタントだから、「苦労」を仲間と背負うというイメージには、たぶんイエス・キリストと信者集団のイメージが下敷きになってると思うんだけど、当事者研究は、宗教への導線にはほとんどならない。ＡＡの場合だと、第3回で書いたように、ミーティングの開かれる場所が教会に付属した施設だったり、雰囲気がキリスト教っぽかったりで、やはりキリスト教への導線になりやすいという面はあるけれど、当事者研究はその点では安全。でも、本場のべてるの家ではそうでもないのかな。浦河教会と密接な関係にあるようですからね。

当事者研究のほかに、私が自助グループでやってるのは、最近のメンタルヘルス界隈でちょっとした流行になっているオープンダイアローグ的な対話実践。オープンダイアローグは、本来はフィンランドの僻地の病院で、統合失調症の患者の治療のためにやっていたグループ療法だけど、日本では統合失調症の患者のみを対象とせず、普遍的なケアやセラピーの技法として人気を集めるようになった。私たちのグループは、病院でやってることを自助グループに移植する上で、本来のオープンダイアローグのどのあたりを維持して、どのあたりを変形するべきかということを探求する活動と言って良さそうです。いろんな疾患や障害、苦悩、生きづらさを抱えた人たちがやってきて、活発に対話をやっています。私がオープンダイアローグに感じた魅力のひとつは、患者に与えるメッセージの複数性、多様性、限定性を肯定している点。私としてはそこに、メッセージの単一性、特権性、普遍性をめざす宗教的な空間、あるいは神的な空間とは正反対の人間的な空間を感じて、安心できるんです。だから私は結局どこまで行っても、子どもの頃にじぶんを染めぬいた宗教的なものとの取っ組みあいを続けている気がする。

それにしても、アディクションの治療が「回復のコミュニティ」を発見したのは、アディクションにとってだけでなく、精神医学全体にとって大きかった、と語られる日が来てほしいというのが私の夢です。『みんな水の中』が評判になって、発達障害の学会や研究会でも講演を頼まれることが出てきたんだけど、私は発達障害の自助グループでの体験談を紹介して、「アディクションは治療が非常に困難だし、発達障害はそもそも治療できない。それでも、どちらも対話によって状況が悪化することを防ぐことはできる。自助グループによって、人生を好転させることができる。だからアディクションの臨床で自助グループが標準装備になっているように、発達障害の臨床でも自助グループを標準装備にしていくべきだと思うんです。このアイデアに、精神科医の皆さんが目覚めてほしいと思っています」って訴えてます。

トシはアディクションの専門家だから、トシや同僚たちが自助グループ推しになることをちょっと突きはなして見ているところがあるかもだけど、私はそういう態度を尊敬してしまいます。発達障害の専門家は、私から見るともっとずっと傲慢な印象の人が多いです。発達障害を治療することもできないのに（そんなことができる医者は存在しないわけですが）、「回復のコミュニティが助けてくれるよ」と助言することすらしない。自助グループだけでなく、「心理士に頼って認知行動療法を学んでみては」とも提案しない人がほとんど。ある程度歴史のあるアディクションの臨床と異なって、発達障害の臨床が若いジャンルだという問題、アノニマス系のやり方が確立しているのと異なって、発達障害者の自助グループ活動がまだ赤ん坊状態だという問題も、関係しているのかなとは思うけれど。

「底つき」がダンテの『神曲』みたいな世界観の物語だったというのは、初めて知りました。私がアディクションの治療につながったのは、最近の数年のことだから、トシの本をたくさん読むことができたのは、ほんとうにありがたかった。それで「底つき」神話にも、初めから疎遠でいられた。ＡＡで仲間の語りを聞いていても、よく「底つき」の話が出るので、この神話の根強さはすごいですね。でもどう考えてみたって、「底つき」を体験して、そこからの上昇回復をするなんて展開を狙ってたら、アディクションに内臓を冒されまくって、平均寿命よりずっと早くに人生に終えるか、酩酊した状態で交通事故にでもあって、やっぱり死んでしまうかするんじゃないかな。人間、底はつかないほうが良いと思う。

「ダメ。ゼッタイ。」の批判のことは、もっと勉強しなくてはいけないなと思いました。小学生のとき、マンガの『はだしのゲン』を読んで、原爆の直接的な災厄もショッキングだったけれど、終わりらへんで主人公ゲンの仲間のひとりのムスビが、シャブ漬け（ヒロポン中毒）にされてしまって、それがいかにも「廃人」という描き方だったのもトラウマ級だった。私の心はリスのように臆病だから、「絶対にドラッグ系には手を出さんとこ」と思ったんだけど、結局「これこれはドラッグじゃないからセーフ」みたいな判断で、つぎつぎにいろんなものをアディクションの対象にしてしまっただけな気もする。アディクションって、ほんとうにおもしろい（というと語弊があるけど）ですね。

6

周回遅れのアディクション治療

松本俊彦

2023年5月7日

お返事ありがとう、マコト。

アディクションの治療が「回復のコミュニティ」を発見したのは、アディクションにとってだけでなく、精神医学全体にとって大きかった、と語られる日が来てほしい

今回は、このマコトの夢の話からはじめます。

至るところにある「回復のコミュニティ」

私が思うに、マコトの夢は実現一歩手前まで来ている、いや、私たちはすでにその段階に鼻先を突っ込んでいると感じています。この数年

で、当事者研究やオープンダイアローグといった、当事者のナラティブを大切にする活動が注目されているのは、何よりの証拠でしょう。

最近私は、『集まる場所が必要だ 孤立を防ぎ、暮らしを守る「開かれた場」の社会学』（エリック・クリネンバーグ著、藤原朝子訳、英治出版、２０２１年）という本を読みました。この本で著者は、人々が集う場――公園や図書館、カフェなどの街の中の様々なスペース――と、そこで醸成される濃淡様々なつながりが、人々のレジリエンスを高め、命を守るという事実を、様々な災害や公衆衛生的危機を例に挙げて明らかにしています。

著者が指摘する「集う場」こそが、回復のコミュニティの必要条件ではないでしょうか？それは必ずしも物理的空間とは限らず、マコトがやっているように、オンラインという仮想空間上の交流にも同じ機能が期待できるように思います。

私は回復のコミュニティをかなり広義に捉えています。たとえば、今日ＳＮＳ上には、リスカやＯＤ（オーバードーズ）を主題とするコミュニティが多数存在していますが、これも回復のコミュニティの一種ではないでしょうか？　確かにそれは、ときに当事者を危険に曝《さら》す負の側面も孕《はら》んでいますが、それでもなお、孤立から脱する肯定的効果はあります。個人的には、近年、若者の市販薬ＯＤや「ストゼロ」乱用のメッカと化している、歌舞伎町トー横界隈にさえ、部分的にはそうした機能があるのではないかと感じています。

回復のコミュニティとは、「自分だけではないことを知る場」であり、熊谷晋一郎さんの、「希望とは絶望を分かち合うこと」、あるいは、僭越ながら私自身の、「最大の悲劇はひどい目に遭うことではなく、ひとりで苦しむこと」といった言葉が意味するものと、本質的に地続きの何かであると思います。

自助グループ内のヒエラルキーと「仕込み当事者」の問題

マコトが指摘するように、こうした「回復のコミュニティ」運動が、アディクション治療に起源を持つことはまちがいないでしょう。その意味では、わが国のアディクション治療は、他のメンタルヘルス分野から頭一つ抜け出ていたといえます。

しかし最近、私は、自分たちの専門分野は、油断しているあいだに他の走者に追い抜かれ、いつしか「周回遅れの先頭」になっているのではないか、と感じるようになりました。

もう4、5年前になるでしょうか、私は、アディクションではなく、メンタルヘルス問題全般の当事者を対象とする、「リカバリー・フォーラム」に招かれました。

驚くほどの盛会ぶりでした。会場はたくさんの当事者で大いに賑わっていましたが、興味深かったのは、「幻聴はずっと聞こえているけど薬なんて飲みたくないから病院には通っていない」と誇らしげに語る当事者や、「精神科医が大嫌い」といって憚《はばか》らない、反精神医学運動家の当事者も参加していました。もちろん、「自分は精神科医療に助けられた」と、精神科医療に肯定的な当事者もおり、両陣営は立場の違いを超えて意気投合し、交流していたのです。

ちょっと痛快な光景でした。おそらく病院では何かにつけて担当医に反抗する、札付きの不良患者と思しき当事者たちがけっこうな割合で混じっていましたが、彼らが実に生き生きと輝いていたからです。それは、診察室ではついぞお目にかかれない、健康的な姿でした。「ああ、そうだよな。リカバリーってこういうことだよな」と、私は、勝手に得心した気分になったのを覚えています。

翻ってアディクション分野を眺めてみると、どうでしょうか？　私にはちょっと違う気がするのです。というのも、アディクション領域の当事者として人前で話す人は、決まって自助グループのオールドタイマーや、ダルクなどリハビリ施設の職員をやっている人たちだからです。

そもそもＡＡやＮＡ（ナルコティクス・アノニマス）、あるいは断酒会といった自助グループは、酒やクスリを一切使わない生き方を目標とする自助グループです。当然、「俺は節酒でやります」とか、「クスリはやめますが、酒は続けます」といった人は、そこに自分の居場所を見つけられません。

実は、自助グループのなかにも、見えないヒエラルキーが存在します。断酒・断薬年数はそうしたヒエラルキーの最もわかりやすい指標です。より抽象的な指標として「回復」という概念が乱用、悪用されることもあります。「あいつはまだ回復していない」という言葉が、他者を非難したり、相手にマウントをとったりするために使われることがあるのです。そんなわけで、長く断酒・断薬を続け、自助グループ内で一目置かれていた人がスリップしてしまうと、気まずさや恥辱感に耐えきれず、次第にグループから離れ、孤立してしまうことがあります。

要するに、アディクション分野の「当事者」とは、必ずしもアディクション当事者すべてを代表しているわけではないのです。少なくとも、「何があっても断酒はしたくない人」は、「当事者」とは見なされません。薬物依存症の場合はいっそう深刻です。「ダメ。ゼッタイ。」啓発の影響で、「絶対にアカンことをしている人」として扱われ、声をあげることも許されない。結局、この分野の「当事者」とは、私たち医療者にとって都合のよい人ばかりとなります。

これっておかしくないですか？　だって、すでに治療者陣営に寝返った人だけを「当事者」と呼ぶわけですよ。これじゃまるで、官公庁の委員会で見かける、「とりあえず広く意見を聞きました」的証拠づくりのために召喚される、「仕込み当事者」じゃないですか？

回復とは、決して単に酒やクスリをやめることではなく、等身大の自分を受け容れ、気負ったりつま先立ちしたりしない、楽な生き方を手に入れることだと思います。たとえばアディクション治療の現場では、「消えたい」「死にたい」という気持ちを紛らわせるために酒やクスリを使ってきた人が、気合いと根性で断酒・断薬した結果、自殺に追い込まれる――なんて事態にときどき遭遇します。この場合、断酒・断薬は少しも回復に貢献していません。

私は、周回遅れのアディクション分野が再び先頭集団に追いつくには、このあたりの問題を何とかしないといけないと思っています。

ハームリダクションとは何か

より広く、もっと包摂的な意味での「当事者」支援を考えるならば、ハームリダクションという公衆衛生政策理念を抜きにはできません。

従来の薬物政策は、サプライリダクションとデマンドリダクションの2つだけでした。つまり、コミュニティに対する薬物供給量を低減し（課税・流通管理・販売規制・末端使用者取り締まり）、さらに、人々の薬物に対する需要を低減する（乱用防止啓発や依存症治療）ことで、コミュニティ全体の薬物使用量低減を目指すものでした。

ところが、こうした薬物政策では、社会の偏見や差別意識が広がり、当事者を孤立させてしまいます。また、専門治療を受けたからといっても、長期の断薬を達成する人は一部です。

そこで、必要となるのがハームリダクションの考え方です。ハームリダクションとは、世の中には薬物使用を続ける当事者が必ず一定数いることを前提として、薬物使用を減らすのではなく、薬物使用による二次的な弊害を低減することを目指します。具体例を挙げると、感染症拡大防止のために清潔な注射器を無償配布し、安全な薬物が使用できる注射室を設置し、比較的害の少ない代替的薬物を投与するなどです。

それから、違法薬物使用・所持を非犯罪化（違法ではあるが罰は与えないこと）することで、当事者の治療アクセスを高めるとともに、収監による社会的孤立を回避させます。また、当事者が偏見・差別の対象とならないよう、たとえ薬物乱用防止の美名のもとであっても、当事者をゾンビやモンスターのような恥辱的表現で描写しないことを呼びかけます。

前出のクリネンバーグも著書のなかでハームリダクションに言及しています。つながりが強力なコミュニティに暮らす人は、薬物依存症に陥るリスクが低く、他方で、社会的に孤立している薬物使用者は、薬物の過量摂取で死亡するリスクが高い――そう指摘しています。たとえば、スイスでは１９７０年代以降、ヘロイン使用者が急増し、過量摂取による死亡者が急増しました。これに対して、当初、スイス政府は取り締まりの強化や厳罰化を進め、公共の場から薬物使用者を排除しましたが、事態は悪化する一方でした。

そこで、スイス政府は大胆な政策転換を図ることにしたのです。まず、ヘロインの使用・所持に対して刑罰を科すのをやめました。そして、ヘロイン使用者の命を救うために、彼らに安全な量のヘロインを投与することにしたのです。医療機関できちんと管理するかたちでヘロインを処方するのです。そのヘロインは、依存症に陥っている人が離脱症状をおこさない程度には十分な量で、それでいて、決してハイにならない程度の少量です。

この政策転換は大成功で、ヘロイン使用で死亡する人の数が劇的に減少しました。同時に、医療機関でヘロインを処方してもらいながら生活上の困りごとを相談するうちに、本気でヘロインをやめたいと考えはじめ、依存症治療につながる人も出てきました。そして不思議なことに、一般国民におけるヘロインの生涯経験率までもが低下したのです。

英国では、断酒困難なアルコール依存症のホームレスを対象として、興味深いハームリダクション支援が行われています。それは、「炊き出し」の場で毎回少量のアルコール飲料を無償でふるまう、というちょっとびっくりする支援です。ただし、アルコール飲料を受け取るためには、タンパク質やビタミンなどの栄養豊かな食事をとることが条件です。配布されるアルコール飲料は少量なので、ホームレスは毎日炊き出しに並ぶ必要があり、当然ながら、結果的に、毎日、栄養豊かな食事をとることになるわけです。

この試みは、ホームレスの肝硬変罹患率と死亡率を劇的に低下させ、何よりもアルコール依存症治療をはじめとする様々な支援につながるホームレスを増加させています。

要するに、従来の、「何が何でも飲酒はダメ」というスタンスの支援では、支援者が当事者とアルコールについて率直に話し合う機会が失われてしまいます。それが分断を生み、当事者の孤立を引き起こすのです。

回復のコミュニティに必要なもの

薬物の怖さを証明するために、かつてよく行われた実験があります。ネズミを1匹だけ檻《おり》のなかに閉じ込めて、ネズミの頸静脈に点滴の針を刺入《しにゅう》し、ネズミがレバーを押すと、点滴のボトルから麻薬がネズミの血管内に投与される、という装置を用いた実験です。その装置に入れられたネズミは、当然ながら日がな一日レバーを押し続け、最後は死んでしまいます。

確かにこの実験の話を聞けば、誰でも薬物の怖さを痛感することでしょう。

しかし、私たちはこうした確信犯的な疑似科学に騙されてはいけません。というのも、ネズミが薬物依存症に陥ったのは、麻薬のせいではなく、「檻に閉じ込められていること」、すなわち、孤立のせいだったからです。実際、ネズミを仲間たちと一緒に十数匹で過ごせる快適な環境に置くと、麻薬にはまったく見向きもせずに、仲間たちとじゃれ合ったり交尾したりすることが、後の「ラットパーク実験」という研究で明らかになっています。たとえ、以前、檻のなかで麻薬漬けになり、「麻薬のよさ」を知っているネズミであっても、麻薬よりも仲間を選ぶのです。

この事実は、アディクションの本質が孤立にあることを示唆するとともに、回復のコミュニティが持つ治癒力がどこに起源するのかを教えてくれます。さらには、「問題を抱えている人を孤立させない」というハームリダクションの正当性をも裏づけてくれます。

ただし、「同じ問題を持つ人とつながる」だけでは不十分です。回復のコミュニティは公平で、参加者全員が対等である必要があります。少なくとも「断酒・断薬××年」といった理由からマウントしあったり、ヒエラルキーが生じたりすべきではありません。

これにも参考になる動物実験があります。サルの集団を「麻薬使いたい放題」の檻のなかに入れておいたら、集団内のヒエラルキーによって麻薬摂取量に違いがあることが明らかになりました。集団トップに君臨する「支配者のオス」は麻薬をまったく摂取しなかった一方で、ヒエラルキー最底辺の「奴隷のオス」は集団内最大の麻薬消費者となっていたのです。おそらく彼らは、屈辱感や欲求不満をなだめるために、たくさんの麻薬を必要としたのでしょう。

そう、**ヒエラルキーは回復とは正反対の要素なのです。**

……なんてことを書きながら、私は、ニコチン依存症者（喫煙者）界隈に漂う、あの殺伐とした雰囲気を思い浮かべ、いささか暗い気持ちになっています。なぜ殺伐としているのかといえば、喫煙者に最も苛烈に対峙するのは、生まれてから一度も喫煙したことも、喫煙しようと考えたこともない人ではなく、「元喫煙者」だからです。

いまだに喫煙を続け、少なくとも現時点ではタバコをやめる気持ちなど微塵もない私は、日常的に元喫煙者からのドヤ顔マウントに遭遇しています。のみならず、禁煙のすばらしさ、はては禁煙の極意について、「上から目線」という放射線つきの説教にまで曝露されています。

つい先日も職場の健康診断で、健診医から、「タバコを吸うのは、ニコチンという薬物の依存症なのですよ」と頭ごなしに説教され、彼の禁煙成功談を聞かされました。「その依存症に関する講釈、誰に向かって垂れているのかわかってんのか、こいつ」と、内心憤りを感じつつも、その場では健診医を上目遣いで睨むだけに留めておきました。

これらの説教は私の禁煙への動機づけには完全にマイナスに作用します。むしろ陰鬱な情熱が鎌首をもたげ、私は、「意地でも止めるものか」と決意を新たにするだけの話です。

残念な話ではあります。少なくとも人生のある時期には同じものを愛した者同士なのに、この深い分断は一体何なのか、何が原因なのかと、悲しく感じる今日この頃です。

担当編集Fより

私が高校生～大学生くらいの頃でしょうか。「メンヘラ」というネットスラングが流行り始めました。「メンタルヘルス」（心の健康）の略語で、「感情の浮き沈みが激しく、心が不安定な状態の人」を指す言葉です。この言葉の流行と同時期に、メンタルヘルスの問題や対策の知識やノウハウが人口に膾炙《かいしゃ》していきました。

もちろん今まで不可視化されてきた課題が社会的な認知を得るというメリットもありました。一方で、「自己肯定感」や「認知のゆがみ」といった言葉が都合良く当事者をバッシングするために乱用・悪用される「セラピースピーク」も目に付くようになりました。このような場面で、精神疾患の当事者につらく当たるのは、単にメンタルヘルスに無理解な人だけではありません。自身や家族、身近な人が精神疾患に苦しみ、それを自らの努力で「乗り越えた」と考える人たちも含みます。トシさんが語る断酒会や禁煙者によるマウント合戦はそのことを想起させます。

このようなかなしい分断はどのようにして克服できるのでしょうか。

7

当事者イメージの複雑化と新しい自助グループを求めて

横道誠

2023年5月31日

トシ、今回もありがとう。前々回、発達障害治療の現場でも自助グループが基本装備になってほしい、発達障害の支援者はアディクション治療の現場に見習うべきだと私は書いたのでした。これは精神科医より格下の存在と位置づけられるのが一般的な「患者」を、「当事者」という対等の相手として処遇してほしいという願いだったとも言えそうです。

それで、前回はトシがじつはアディクション治療の現場は「周回遅れ」になっているという危惧があると吐露してくれた。トシはつくづくまともな人だと思う。じぶんたちの現場の問題点にちゃんと視線が向いている。私は患者／当事者だから、むしろ自助グループ活動をしている人たちのうちに、専門家（精神科医、心理士など）を侮る人がいることを気にしてきました。

トシと同じく、「じぶんたち側」の難点が気になるということかもしれない。

美化できない当事者たち

このような「驕《おご》り」は、アディクション治療と連動したアノニマス系の自助グループではなくて、アノニマス系の流派から切れた集団の傾向に多く見られると思う。ＡＡとかだと「じぶんの無力を認める」ことが出発点になるから、自助グループへの参加者も謙虚な傾向が強いのではないでしょうか。トシが書いていたように、「断酒・断薬××年」と誇示してマウントを取りあったり、ヒエラルキーめいたものが生じたりがあるとしてもです。アノニマス系でない自助グループは、「無力を認める」のが前提ではないから、もっと傲慢な印象の言説空間になってしまうことが多い。じつは私は、この点で「無力を認めるＡＡとかは立派だなあ」と思ってしまうところがあるんだ。

ぶっちゃけて言えば、じぶんにも傲慢さはいつもすぐに芽吹いてきて、それで失敗をした経験が多いから、そういう感慨を抱くことが多いのだと思う。古代のギリシア文学には、優秀な男女がヒュブリス（傲慢さ）に取りつかれ、神をも恐れぬ不遜さを発揮して大暴れし、手痛い罰を受けるという内容の物語がよくあるけれど、ああいう作品にはいつも学ぶところが多いと思ってきました。聖書に記されたバベルの塔の逸話も同じ。唯一絶対の神すら恐れず、人間の領分を超えて天に届かんとする建造物を作り、激怒した神によって破壊される。愚かな人々は言語を混乱させられて、散り散りになっていく。子どもの頃のカルト宗教を基盤とした「聖書研究」は嫌で仕方なかったけど、「創世記」のあのあたりの内容には、じぶんのふだんの失敗が身につまされて、腑に落ちるところもありました。

だから発達障害の仲間たちには、「患者」としてうなだれて惨めな気分で生きるのではなくて、「当事者」としてしゃんとしてほしいと思いながらも、「じぶんたち当事者が医者やカウンセラーよりもよっぽどわかってるんだ」と不遜な態度を取る人たちがいることには、いつもため息をついてしまう。そんなことをしたら、専門家はよけいに当事者に対してうんざりするだろうと思って。よけいに支えあえなくなる。一口に当事者と言っても、個性は千差万別なのだから、美化できないのは確かです。

トシが書いていた「仕込み当事者」という言葉には、なんとも言えない気分になるね。私も「発達障害当事者」や「宗教2世当事者」という立場でマスメディアに露出したり、寄稿や講演を頼まれたりすることがあるけれど、私にしても「都合の良い当事者」という位置づけかもしれない。医療や福祉は専門外だけど、文学研究という専門分野でプロだという矜持《きょうじ》を保っている。専門外の分野で、専門家ヅラした発言を垂れながすこともないし、一方で根が真面目だから、専門外ながら医療や福祉のことを熱心に勉強していて、トンチンカンな内容を迂闊《うかつ》に口にすることも少ない。でも、そんな私はやはり特殊だと思う。だから私が「当事者代表」みたいな感じで露出しているのを、なんとも言えない気分で眺めている発達障害者や宗教2世もいるんだろうなと不安になる。

この問題はいつも懸案の種で、だから私の本はじぶん自身を掘りさげる形式のものだけでなく、ほかの当事者にインタビューしたり、多数の当事者の経験をフィクションとして再構成したりする形式を選んでるんだ。読者たちが「発達障害者というのは／宗教2世というのは横道誠みたいな人」と思いこんだら困るなって思っているからね。今後もそういうポイントは守っていけるといいなあ。

ところで、当事者同様に美化されがちなアディクションの自助グループについて、トシが書いてくれたこともほんとうに重要だと思った。「AAやNA、あるいは断酒会といった自助グループは、酒やクスリを一切使わない生き方を目標とする自助グループです。当然、「俺は節酒でやります」とか、「クスリはやめますが、酒は続けます」といった人は、そこに自分の居場所を見つけられません」。「長く断酒・断薬を続け、自助グループ内で一目置かれていた人がスリップしてしまうと、気まずさや恥辱感に耐えきれず、次第にグループから離れ、孤立してしまうことがあります」。新しいアディクション理解に即した新しい時代のための自助グループが求められていることは明らかだね。

そのようなグループは、なによりもハームリダクションの考え方を採用しているべきなんじゃないかな。「断酒・断薬する？／命を捨てる？」みたいな強烈なゼロ百方式でなくて、「安全な仕方で摂取する／安全でなければ摂取しない」というやわらかな方針を核にしていること。人間は誰でも個人として白か黒かでは割りきれない灰色の特徴を持っている。そのような個人と、同じく白か黒かでは割りきれない人間社会の折りあいが勘案されるグループでなくちゃいけないんだ。酒や薬を摂取したい欲望を許容しつつ、ずるずると「なんでもあり」にはしないという線引きがあること。そのような「可能性としての新たな自助グループのかたち」が、もっと広く議論されてほしい。AAはよくできた組織だけど、もう歴史が100年近くになっている。老朽化がチェックされないといけない。

そもそも人間はみんな不完全だ。26歳で亡くなった女性詩人・金子みすゞの童謡に「私と小鳥と鈴と」という有名なものがあって、「鈴と、小鳥と、それから私、みんなちがって、みんないい」と歌われる。とてもすてきな詩だけど、私が仲良くしている発達仲間（発達障害の当事者仲間のこと）は、「発達障害者はみんな違っていて、みんなダメ」と言って、笑っていた。でも究極的には人間がみんなそうだ。「みんな違っていて、みんなダメ」。その真実の姿をお互いに許容するような自助グループが生まれてほしい。そしてできるならば、自助グループだけでなく共同体にもそういうものが増えて、社会も変わっていってくれたらと願わざるを得ない。

アディクションとのじょうずなつきあい方

前回トシが書いてくれた外国でのハームリダクションの実例は、とても刺激的なものだったね。感染症の拡大を防止するために、清潔な注射器を無償で配布して、比較的安全な代替薬物を投与するとか。ヘロインでも離脱症状を起こさない程度の分量を、しかしハイにならないように調整して投与するとか。そういうのに加えて生活上の困りごとの相談に乗ることで、アディクションから抜ける人が増えたとか、薬物乱用の経験率も下がったとか。タンパク質やビタミンなどの栄養豊かな食事をとることを条件として、ホームレスにアルコール飲料を提供するとか。

結局は、アディクションとじょうずにつきあうようにすることで、アディクションが致命的なものではなくなる。そのじょうずなつきあいから、アディクションと「ご縁がなくなる」チャンスも出てくる。この考え方には大きな希望がある。だから薬物乱用防止という錦の御旗《みはた》があっても、当事者をゾンビやモンスターのような恥辱的表現で描写してはいけないというのも、よくわかる。そんなことをされたら、その屈辱感から自暴自棄になってアディクションにズッポリのめりこむことになるだろうから。私はレトログッズが好きだから、ヒロポン（かつて日本で市販されていた覚醒剤）のポスターを骨董市で見かけたことがあるけど、暗黒のなかで体をぐにゃぐにゃに曲げて倒れている人がいて、その上に髑髏《どくろ》が乗っかっている。まわりには「犯罪」「精神病」「廃人」という言葉が掲載されていて、文字どおり禍々《まがまが》しい印象のポスターだった。あんなふうにして薬物乱用の当事者にレッテルを貼りつけてしまったら、その人は気持ちがクサクサして、よけいにひどい方向に突っ走ってしまうだろうね。

トシは笑いのセンスも抜群にあるから、「『その依存症に関する講釈、誰に向かって垂れているのかわかってんのか、こいつ』と、内心憤りを感じつつも、その場では健診医を上目遣いで睨むだけに留めておきました」という記述には吹きだしてしまった。まあ、説教は悪手の代表ですよね。私が主宰している自助グループでも「説教しない」は基本ルールとして採用しています。以前、発達障害者支援センターや障害者職業センターで、酒との関わりをよくたしなめられたんだけど、「思いやりで言ってくれてる」とはよくよく理解していながらも、「どうせおまえらにはわからねえよ」という反発も強かった。「おまえらもトラウマで毎日のたうちまわるくらい苦しむようになってから、言ってこいよ」って思った。アメリカの禁酒法の時代だって、酒の密造は激増し、結果としてマフィアは以前の時代より暗躍するようになってしまった。欲望を強制的に抑止しようとしても反動が来るだけだ。

ホームレスに栄養たっぷりの食事つきでアルコールを提供するという話は、日本の学校でコンドームを配るべきかどうかという論争をなんとなく思いださせるところもある。私はじつはこの考え方には、否定的な立場だったんだ。否定派の多くが不安視するように「寝た子を起こす」ことになるのではないかと思って。でも、その結果として望まない妊娠をする女子がいて、中絶をしたり、トイレでひそかに出産して赤ん坊を殺したりすることになる。孕ませた男子のほうは「射精責任」を放棄する。それなら、コンドームを配ったほうがよほど良いと思うようになりました。

ウェブサイトの集英社オンラインで「コンドームは子どもたちの遊び道具!? 驚くべきオーストラリアの性教育事情」という記事を読んでみたら、おもしろい現地情報がいろいろ載っていた。[*1] オーストラリアでは性教育が日本よりも広く捉えられているらしいんだけど、たとえば女子生徒がメイクをしてきたら、日本みたいに「化粧禁止」と一蹴しないで、理由を尋ねて、「やるならもっとメイクの研究をしてから、レベルが高いものを」と指導する。

これはとても良いと思ったね。私も女性たちから、高校までは「メイク禁止」なのに、大学からは「メイクするのが当たり前」になることへの不満を何度も聞いたことがあるから。

そしてスーパーでは子どもがコンドームを買えて、風船みたいにふくらませたり、水を入れたりして遊んでいるとか。避妊具としてよりも先に、生活空間のうちにある身近なものとして触れさせる。そのあと、学校で正しい使い方を教えるそうだ。その記事を読んでいると、私はどうしてじぶんが学校でコンドームを配布することに否定的だったかわかるような気がしてきた。「そんないやらしいものを教育の現場で配布するなんて」と眉をしかめていたわけ。それ自体が私の「性」に対する偏見なんではないだろうかと思いいたった。さまざまなスティグマを私たちの心から洗いおとしていくことで、もっと多くのことがうまくいくようになるんじゃないだろうか。酒や薬などのアディクション対象につきまとうスティグマも、もちろんそこに含まれる。

精神疾患の併発とアディクション

トシはコミュニティの確保によってアディクションの問題が改善すると詳しく書いてくれ

たけど、私はじつはその問題でいつも悩んでいるんだ。これをトシ宛の書簡で書くのは、まさに「釈迦に説法」で恥ずかしいんだけど、アメリカの調査だとADHD者の15・2%にアディクションが併発しているとのこと。[*2] PTSDがあると、酒および薬物のアディクションを併発する割合は46・4%に達し、タバコの習慣がある人も37・9%だとか。[*3]

発達障害やPTSDに苦しんでいる人たちは、アディクションに対して非常に親和性が高いんだけど、困ったことにそういう人って、私を含めてコミュニケーションに困難を抱えていることがほとんど。ADHDが災いして人間関係が破綻しやすい、フラッシュバックが苦しくてまともな対人交流を営めないなどの苦労がある。そういう問題を抱えながらも、どうやって社会と協調していくかが私たちの課題になり、どうやって自助グループから脱落しないかを悩んでいる。結局は、これらの課題を解決するのも、新しい自助グループが鍵になるのかもしれないけれど、私みたいにたくさんの自助グループをやっていても、なかなかスカッとした見通しを得られない状況なんだ。このように精神疾患の「併発」の問題についても、アディクション治療の議論でもっと語られていくと良いなと思う。私が勉強不足なだけかもしれないけど。

＊１　「コンドームは子どもたちの遊び道具!?　驚くべきオーストラリアの性教育事情」（集英社オンライン、２０２２年9月15日、https://shueisha.online/culture/54001）

＊２　「依存症と重複しやすい発達障害」（依存症全国対策センター、https://www.ncasa-japan.jp/notice/duplicate-obstacles/developmental-disorder）

＊３　“Prevalence and Axis I Comorbidity of Full and Partial Posttraumatic Stress Disorder in the United States: Results from Wave 2 of the National Epidemiologic Survey on Alcohol and Related Conditions”（https://www.ncbi.nlm.nih.gov/pmc/articles/PMC3051041/）

8

「困った人」は「困っている人」——自己治療と重複障害

松本俊彦

2023年6月10日

薬物依存症と発達障害

マコト、お返事ありがとう。

前回の手紙の最後に触れていたADHDの問題、依存症臨床ではすごく大事なことです。

依存症全般がADHDと深い関係がありますが、なかでも薬物依存症臨床は、ADHDを併存している患者さんと出会う機会が多いフィールドだと思います。

たとえば覚醒剤依存症の患者さんです。

ふつう覚醒剤を使うとテンションが上がって多弁、早口、せかせかと落ち着きなく動き回って騒がしい感じになりますが、ADHDの人の場合は完全にその逆です。静かになります。

それどころかＡＤＨＤならではの欠点が改善されます。いつもソワソワ、キョロキョロし、衝動的、行き当たりばったりに物事を決めている人が、落ち着いて考えられるようになり、飲み会のたびに店にスマホを忘れたり、新幹線に乗るたびに特急券をどのポケットにしまったのかを失念したりする、といったことがなくなります。

なぜか？　ご承知のように、ＡＤＨＤの治療薬は一種の弱い覚醒剤です。ですから、ＡＤＨＤの人の場合、治療薬と薬理効果が類似する覚醒剤は、生きづらさを改善してくれるのです。

もちろん、それだけに日常生活に不可欠なものとなり、あっという間に依存症の状態に陥ってしまい、蜜月は長続きしません。加えて、今度は、通常以上に断薬に苦慮します。なにしろ、覚醒剤によって一時的に「適正化」された脳の均衡状態が再び元のアンバランスな状態に戻されるわけですから。断薬時の焦燥や渇望は激しく、大抵の場合、そのしんどさに耐えかねて再び覚醒剤に手を出してしまいます。

このようなケースでは、私はきちんとＡＤＨＤに対する薬物療法を行うことが重要だと考えています。その治療薬は弱い覚醒剤類似作用を持っていますが、徐放性製剤といって患者さんが効果の発現を自覚しにくくなっています。また、医師と薬剤師が協働して処方・調剤の管理をするので、乱用リスクが最小限に抑えられています。

この治療は薬物依存症そのものの治療にも役立ちます。断薬時の離脱や渇望は明らかに低減し、これまで覚醒剤で解決してきた「生きづらさ」を安全な形で解消してくれるので、覚醒剤を使用する理由がなくなります。当然、結果的に断薬成功率も高い印象があります。

ADHDはどこまで治療すべきか

ここ数年、ヒップホップミュージシャンがよく私の外来に訪れます。大麻取締法で逮捕されたのを機に、弁護士さんから「治療プログラムに参加しなさい」と指示されてやってくるわけです。

ほぼ全員が20年あまりの長きにわたって毎日タバコ感覚で大麻を吸ってきた人たちです。いずれもこれといった健康被害もなく、よきミュージシャン、よき家庭人でした——大麻愛好家であることを除いては。

しかし、逮捕を機に生活を改め、それこそ20年ぶりに大麻なしの生活を始めます。大麻の場合、覚醒剤のような強烈な渇望感を自覚することもないので、みなさん、拍子抜けするほどあっさり断薬します。

ただ、周囲はかなり迷惑します。実際、家族から、「大麻をやめたのはよかったが、最近キレやすく、物忘れやなくし物が増えた。大麻の後遺症ではないか？」と相談されます。

しかし、よくよく話を聞いてみると、大麻使用以前からの問題であることが判明するわけです。たとえば、小学校時代は授業中に私語が多いとか、突然、教室内を歩き回ったり、教室から出て行ったりして、始終教師から注意されたり、親が呼び出しを受けたり、自分だけ教壇の横に机を置かれて授業を受けさせられたり、といったエピソードです。

つまり、大麻愛好家ラッパーの多くがＡＤＨＤであり、どうやら大麻――それも特に「サティバ種」――にもまた、ＡＤＨＤ治療薬としての効能があるようなのです。

そこで、治療のなかで大麻の代わりにＡＤＨＤ治療薬を投与することがあります。もちろん、効果はあります。態度は穏やかになり、物事を落ち着いて判断できるようになります。

しかし、問題もあります。「治療しすぎてしまう」のです。ＡＤＨＤ治療薬を服用すると、多動を解消するついでに、ラッパー独特の手振り身振りが目立たなくなり、その人からラッパーっぽさが消えてしまいます。

それから、治療薬はＡＤＨＤ独特の「過集中」を改善してしまいます。大麻の場合には「過集中」を改善しないので、それを生かしてラップのリリック書きに没頭できます。ところが、治療薬の場合には変にまったりとしてしまい、あの、一気呵成《かせい》にリリックを書き上げる勢いが失せてしまうようです。
誤解を怖れずにいうと、ヒップホップミュージシャンにとっての大麻とは、ＡＤＨＤを治療しすぎずに「その人らしさ」を残す、という魔法の治療薬なのかもしれません。

「自己治療」は至るところにある

ここまでに示したふたつの例は、ともに薬物をＡＤＨＤに対する自己治療として使っていたという点で共通しています。ＡＤＨＤはあくまでもひとつの例に過ぎませんが、このように依存症に加えて他の精神障害を併存しているような病態のことを、私たちは「重複障害」と呼んでいます。

実は、重複障害の問題は、一般精神科医療においても、アディクション医療においても「非典型例」としてあまり注目されてきませんでした。その背景には、ある迷信が影響していています。どうも精神科領域は伝統的に一般のメンタルヘルス患者とアディクション患者とは別カテゴリー、いや、それどころか相互排除的であるという、暗黙の了解があると思えてならないのです。

この暗黙の了解は、そしてある患者さんにアルコールや薬物の問題が少しでもあれば、ろくに話も聞かないうちに、「うちでは診ることができません」「うちの治療対象ではありません」と依存症専門病院送りにするあたりに垣間見えます。あたかも「一般のメンタルヘルス患者は『よい患者』、一方、アディクション患者は『悪い患者』」といった区分があるかのごとくです。

もちろん、これは迷信です。何らかのメンタルヘルスの問題を抱えているということは、それだけで依存症罹患脆弱性があり、「自己治療」への潜在的ニーズがあることを意味します。まあ、あたりまえです。何の心配事も不安もなく、自分に満足している人よりも、不安や緊張、焦りに苛《さいな》まれている人の方が同じアルコールや薬物がもたらす効果を強く体験するものだからです。

実際、注意深く一般精神科の患者さんたちを観察していると、彼らもまた実に様々な精神作用物質をひそかに、しかし日常的に使用しています。

たとえば、統合失調症の患者さんたちってすごく喫煙率が高いですよね。デイケアや地域作業所では、そうした当事者の方たちが喫煙所に集って濛々《もうもう》と白煙を上げています。なかには、いつもタバコを根元まで吸うせいで指先が黒く焦げ、指が「備長炭《びんちょうたん》」化している人もいます。

それから、みんなとても濃いコーヒーを飲みますね。インスタントコーヒーの粉と砂糖をたくさん入れて、黒くドロドロした重油のような液体を飲んでいます。

ニコチンもカフェインもともにアッパー系のドラッグです。おそらく彼らは統合失調症の陰性症状（意欲が出なくて何事も億劫になる持続的な症状）や、服用する抗精神病薬の鎮静作用に必死に抗っているのだと思います。

女性の患者さんも意外なほど喫煙率が高いです。なかでも、摂食障害の女性で目立ちます。ときどき病院敷地外で、診療を終えたのでしょうか、一見すごく清楚な感じの痩せた若い女性患者が、割り箸のような脚で仁王立ちして喫煙する姿を見かけます。彼女たちは、気持ちよさそうにタバコの煙を深々と吸い込むや否や、鼻孔からブルーインパルスのような白煙を勢いよく噴出しています。体型にそぐわない力強さを感じます。

それから、待合室では無糖ブラックのアイスコーヒーのペットボトルを抱え、がぶがぶと飲んでいます。おそらくニチコンやカフェインというアッパー系ドラッグの食欲抑制効果を使って、自身の過食衝動に対する自己治療を試みているのでしょう。

トラウマ関連問題を抱えている女性患者さんのなかには、フラッシュバックやそれに付随する自己嫌悪や希死念慮を打ち消すために、アルコールで自己治療している人がいます。決してお酒が好きなのではなく、あくまでも治療薬として必要としているので、種類や銘柄にはこだわりません。最優先事項はコスパです。ですから、しばしば飲むお酒は、なんともいかつい『俺とおまえと大五郎』だったりします。

やはり喫煙率も高いです。北米先住民が発見したナス科の植物タバコは、ちょっと不思議な万能薬です。浅く早く吸煙するとアッパー的に、そして深くゆっくり吸煙するとダウナー的に作用するのです。こうした特徴を活用して、フラッシュバックが引き起こすつらい時間を意識の中で一時停止したり、あるいは、早送りしたりして、いまを生き延びるのに少しだけ役立てています——ま、長期的には寿命を縮めているわけですが。

そう考えると、にべもなく「お酒をやめなさい」「タバコをやめなさい」と口にする医療者は、本当に罪深い人たちだと思います。健康ファシズムですよ。だって、これらの不健康な嗜好品——そして身近なドラッグ——を必要とする背景には、こうした、ささやかだけれども真剣な当事者の自己治療の試みがあるわけですから。

治療・支援の谷間

再び重複障害の話に戻ります。

重複障害は、精神科医療の現場で軽視ないしは無視されますが、障害福祉制度でも雑な扱いを受けがちです。

精神障害者保健福祉手帳や障害年金における障害程度の等級判定の際、たとえば「うつ病」とか「統合失調症」に加えて、「アルコール依存症」や「薬物依存症」といったアディクション関連の診断名を併記すると、しばしばとても不利な状況に立たされます。低い等級に判定されてしまうことがままあるからです。つまり、主診断であるうつ病や統合失調症を、アルコールや薬物問題の後遺症──「自分で蒔《ま》いた種」的な自己責任論──と勝手に判断されて障害福祉サービス対象から外されてしまうことがあるのです。

それだけではありません。医療からも排除され、それが時に命に関わることさえあります。以前、私は自殺既遂者の実態調査──心理学的剖検といって、自死遺族の方を情報源として自殺既遂者の生きざま、死にざまを詳細に調べる研究──をしていました。

そのなかで、アルコール依存症に罹患する自殺者が相当数いたのです。しかも、その多くは名だたる依存症専門病院での治療歴がありました。ただし、ほとんどすべての事例が重複障害の方でした。そして、併存精神障害の影響で集団場面が苦手で、専門病棟の集団療法プログラムに適応できず、「うちの対象ではない」と匙《さじ》を投げられて、一般精神科へと紹介されていました。

そこから先が不幸な展開でした。一般精神科では、今度は「うちではアルコール依存症がある人は診ることができない。まずは依存症治療を受け、一定期間断酒してからうちに来てほしい」とやはり断られてしまうわけです。最終的に、精神科治療を中断しているなかで自殺が起きていました。

今日、重複障害の治療は、依存症と併存精神障害とを別々に治療するのではなく、双方を同時に治療するのが最も効果的であると明らかにされています。しかしわが国では、精神科医療の専門家の細分化が進んだ結果、重複障害の人が治療・支援の谷間に落ちて命を落としている現実があるのです——とても悲しいことだと思います。

「困った人」は「困っている人」

アルコールや薬物、ギャンブル、ゲームといったアディクションって、自然寛解する人がけっこういると思います。逆に、自然寛解せずに治療や支援の現場にアクセスするのはどんな人かといえば、やはり重複障害の方、アルコールや薬物で自己治療を続けてきた方です。

こう言い換えてもよいでしょう。依存症という世間的には「困った問題」を抱えている人の多くが、実は問題の背景に「困りごと」を抱えた「困っている人」なのだ、と。

そういう意味では、近年、違法薬物なみに疎《うと》んじられているタバコだって、生き残り戦術として用いている人はいるはずです。おそらく私もその部類です。思えば、根っからの陰キャで対人恐怖症気味の私にとって、精神科医という高負荷接客業は、そもそも能力を超えた仕事なのでしょう。診療——多くの人の視線に曝され、他者の話に自身を差し出し、サンドバッグとして打ちのめされること——の後、タバコの煙幕と口唇愛的自己刺激の世界に逃げ込むひとときは、脆弱な私が自分を取り戻す大切な時間です。

それを知らずに、頭ごなしに「やめろ」という同業者はたくさんいます。大抵は、「やめないよ。俺、意志が強いから」と軽くいなしますが、虫の居所が悪いときには反論することもあります。

「おまえは医療者として、糖尿病患者に『インスリン打つな』とか、甲状腺機能低下症患者に『甲状腺末をやめろ』っていう？　俺にとってはそれと同じなんだよ。残酷じゃない？」

まあ、いかにもクズ医者っぽい屁理屈ではありますが。

なるほど、依存症専門医のなかには、自らも私生活において禁煙や断酒を実行し、その経験を患者指導に生かすという人はいます。実際、駆け出し時代、医局で喫煙しているときに、ある先達から諭されたことがあります。

「禁煙すれば、好きなものをやめる患者の気持ちが理解できるよ」

そのとき私は、「妙な話だな」と訝《いぶか》しく感じたのを覚えています。というのも、その先達の診察室からはいつも説教の怒声が漏れ聞こえていたからです。そして、先達の白い眉毛をまじまじと眺めていると、不意に私の頭蓋骨のなかで何かが「カチリ」と音を立てたのです。

「そういうことか」

その瞬間、私は、あえて『やめられない依存症専門医』という立ち位置でいこうと決意したのでした。

担当編集Fより

前回、マコトさんから精神疾患の「併発」の問題が提起されました。マコトさんご本人が発達障害と依存症を併発している当事者でもあります。今回、その具体的な実態の一端が、トシさんの臨床経験によって明らかになったと思います。

かくいう私も「依存症」とは診断されていませんが、朝昼夕3杯のコーヒーと甘いもの、週1回以上のお酒がないと生きていけず、「依存」しています。「依存」の原因の大抵は仕事のストレス、時々フラッシュバックする幼少期の宗教2世としての体験のせいです。コーヒーを飲みすぎるとカフェインで体調が悪くなりますし、今年の健康診断で数値が芳しくなく、甘いものを控えるように注意されたのですが、そうでもしないとやってられない日があります。自分が「依存物質」に頼りすぎてしまう性質があることは自覚しているので、興味はあってもタバコには近づかないと心に決めています。

しかし私が「依存物質」に対して抑制的な態度で済んでいるのは、偶然に過ぎないというのが正直な実感です。人間は何かしらに「依存」することを必要としている一方、それが当事者や支援者を傷つける「依存症」になってしまっては、弊害が大きくなってしまいます。なので、「重複障害」の当事者が医療機関をたらいまわしにされた挙句、治療から脱落してしまうという悲しい事態を防ぐと同時に、重複障害になって問題が複雑化する前のアプローチというのも、切に求められることになるでしょう。

9

ヘイ、トシ(再び)

横道誠

2023年6月23日

ヘイ、トシ! 久しぶりにこの挨拶を使ってみたくなったんです。往復書簡第1回がオンライン掲載された直後、アノニマス系自助グループのノリなら、むしろ「ハイ、トシ!」じゃないかなっていう指摘がツイッター(現X)でありました。

じつは、わざとだったんだ。AAには何十回も通ったから、もちろん「ハイ!」だってわかってた。でも、地域が原因か、参加者の年齢層が原因かわからないけど、あまり元気に「ハイ!」と言ってるグループって出会ったことがなくて、どっちかっていうと消えいりそうな声で「ハイ……、マコト……」みたいなしゃべり方をする人たちが、ほとんどだったんだ。たぶん参加者たちも、内心じぶんに「欧米か!」とツッコミながら、自信なげに「ハイ…、トシ……」みたいに言いあってるのかなって思う。

で、あるとき私は「ヘイ！」って言ってみたんだ。この音のほうが、なんとなく大きな声が出せるなって思ったからね。そして、それがうまく行ったから、それから私は「ヘイ、ケン！」みたいに発音するようにしてみた。たぶんまわりの人は「ヘイじゃなくてハイだよ、って内心でツッコんだんじゃないかなって思う。

要するに「ヘイ！」は自閉スペクトラム症ゆえに妙なこだわりが強い「マコト流」の表現ということ。たぶんトシも「ヘイじゃなくてハイだろ」って内心でつぶやきながら、私の期待に応えるために、第2回の最初、「ハイ、マコト！」じゃなくて「ヘイ、マコト！」って書いてくれたんじゃないかな。優しいねトシは。

♩トシくんはね、トシヒコっていうんだホントはね。だけど優しいからじぶんのこと「トシ」って呼ぶのも許してくれるんだよ、優しいね、トシ（童謡「サッちゃん」の節回しで）。

マコトの重複障害と自己治療

ADHDのアディクションへの親和性の高さに関する前回の説明も、とてもおもしろくて、勉強になりました。私は大麻、覚醒剤、タバコなどに縁のない人生で来ているけど、べつに意志が強かったとかでなくて、怖がりだったからと、偶然の流れなんです。

　大麻や覚醒剤に対しては怖いイメージがあったのと、所属していたコミュニティが学術業界だったので、縁がなかった。『ひとつにならない――発達障害者がセックスについて語ること』には、音楽活動をやっていた「発達仲間」が薬物乱用にのめりこんでいった様子についてもインタビューしたけど、私もちょっと道をまちがっていたら、そうなっていたかもしれない。一時期ヨーロッパのナイトクラブによく行って、電子音楽を聴きながら酒をちびちび飲んでいたんだけど、何度か違法薬物の売人に声をかけられたんです。でも不潔で怖いイメージがあったので、手を出さずじまいになりました。

　タバコに関しては、成人前後に交際していた女性にたくさんアレルギーがあって、タバコの煙を少しでも吸ったら発作を起こしてしまう人だったんですね。で、当時は大学の学生仲間でタバコを吸いはじめたやつらはたくさんいたけど、じぶんが試してみようとは思えなくなった。それより前の時期だと、小学生のときに不良っぽい同級生と学校をサボって、街をよくほっつき歩いていて、そのときにそいつからタバコを勧められたことがあったけど、怖くて煙を肺まで吸いこめなかった。いまでは、中近東のシーシャ（水タバコ）を楽しめる店に行ったら、喜んでスパスパ吸うけど、中東を旅したときのことを懐かしく思いだせるからに過ぎなくて、ふだんから日常的にたしなもうとは思わない。

ＡＤＨＤの薬にも、そんなに興味は湧かなかった。ストラテラ（アトモキセチン）をずっと処方してもらってて、最初に飲んだときは五感がクリアになった気がして感動したけど、すぐに慣れてしまって、効果があんまりよくわからなくなったんだ。コンサータ（メチルフェニデート塩酸塩）は「覚醒剤的にキマッた！」という感じだと噂されるけど、べつに試してみたいと思わない。ノンフィクション作家の高野秀行さんは、ミャンマーで反政府ゲリラとつるんで阿片栽培をやったり、イエメンでもカート（麻薬的植物）にどっぷり漬かったりしたから、コンサータに憧れてると言われたときに、「まあ、そうなるだろうね」って思ったけど。このまえ、医学書院の白石正明さんは、高野さんとトシの往復書簡を企んでたのに、私たちのこの連載が始まって、「やられた！　って感じです」って笑ってたよ。

トシは前回、「トラウマ関連問題を抱えている女性患者さんのなかには、フラッシュバックやそれに付随する自己嫌悪や希死念慮を打ち消すために、アルコールで自己治療している人がいます」と書いていたけど、女性患者を男性患者に替えたら、私のまんまだと思いました。私がアルコール漬けになったのは、ＡＤＨＤのせいでもあり、（診断されてないけど）ＰＴＳＤのせいでもあり、（やはり診断されてないけど）離人感・現実感消失症のせいでもあると思う。

最近、精神疾患の新しい診断基準DSM-5-TR（『精神疾患の診断・統計マニュアル』第5版の改訂版）の日本語版が医学書院から刊行されたけど、そこでは過食性障害の翻訳が「むちゃ食い症」になっていて、クスッと笑ってしまった。私にも過食があるけど、「むちゃ食い症」ってかわいいなって思ってさ。アルコール依存症も「むちゃ飲み症」にならないかな。薬物依存症は「むちゃシャブ症」とかで。

右に書いたADHDの薬、ストラテラはやたら喉が乾くとか、性欲が減退するとかの厄介な副作用があるけど、満腹感を得やすいという副作用には助けられている。おかげで、過食傾向がだいぶ控えめになってきた。ずっと食べすぎることが悩みだったけど、最近では一日2食になっている。朝と夕方に食べて、昼は食べない。過食がなかったら、タバコや違法薬物に走っていたかもしれない。

あとはカフェイン、というかコーヒー。私には酒を飲まない日がまったくないわけだけど、コーヒーを飲まない日も皆無です。いまは糖尿病を診断されているから、0カロリーのシロップとフレッシュを入れてホットやアイスで飲んでいる。毎日間食として楽しんでいたケーキやチョコレートやアイスクリームはすべて諦めたから、コーヒーがなかったら発狂していたかもしれない。

アルコール依存症の薬としては、レグテクトを処方してもらっているんだ。なんとなくアルコールを摂取したい気が湧かなくなる薬。最初のうちは効果を感じたけど、いまではとくに効いているとは感じなくなってしまった。朝、昼、夕と3回に分けて飲むのは、ADHD由来の忘れっぽさがある私にはハードルが高いので、朝に3回分をぜんぶ飲んでいるせいかもしれない。でも分けて飲もうとしたら、たいていは忘れてしまって、薬が残りつづけてしまうんだ。

アルコール依存症の薬としては、セリンクロを処方してもらったこともあります。これは酒を飲み過ぎると、気分が悪くなる薬だと説明されたので、結局は一回も飲まないままになった。もっと昔からあるノックビンとかシアナマイドもそうだけど、服用した人に不快感や苦痛を与えて酒から遠ざけるのって、発想としてどうなんだろうって思いますよ。いまではふつうに処方されているかもしれないけど、きっと将来は（過去の精神医療が現在しばしば同様の非難を受けているように）「非人道的な過去の遺物」と言われるようになって、処方されなくなるのでは、と疑ってしまうときもあります。

思いかえせば10歳前後の頃と、35歳前後の頃は、コンピューターゲームに夢中になっていて、ほとんどゲーム依存症（ゲーム障害）だったと思う。でも、このふたつの時期って、私はじぶんの人生でもとくにつらい時期でもあったと思うんだね。だから、ゲームもやっぱり「自己治療」だったとしか思えない。音楽は子どもの頃から一日中ずっと流しっぱなし、聴きっぱなしという感じだけど、これは騒音に弱い自閉スペクトラム症の人には珍しいと思う。私の場合には、フラッシュバックや希死念慮が強いから、音楽を聴いて頭をある程度麻痺させつづけておかないと、かえってしんどくなるんだね。だから、音楽も自己治療に使っていることは明らかだし、ということは「音楽依存症」というのもあるのかな、と考えてしまった。

私は非モテだから、おじさんになったいまでも、セックスよりもオナニーを積極的にやっていて、希死念慮が高まると、高まったことでトクすることはほとんどないんだけど、オナニーの快楽はグッと向上している感じがあって、それはありがたい。ふだんの強烈な苦悩が一時的に緩和されるから、そのギャップの力で性的興奮を感じやすくなっているのか、「まだ死にたくない」という生存本能が掻きたてられて、その機序で気持ちが良いと感じるのか、それともほかの理由があるのかは、よくわからない。女性の場合には、もしかしてそういうメカニズムが理由で、自傷行為めいたセックス依存にのめりこんでいく人も多いのかな、なんて想像します。

性の問題と言うと、この前の2回目の打ちあわせで、「マコトはこの連載で最初からパンツを脱いだぞ、トシはどうするんだ」問題について語りあって、私が「松本先生に愛人とかはいないんですか。いるんだったら、それについて書いて、パンツを脱ぎましょう！」と提案したら、トシが「いたとしても、それはこんなところに書けないよね!?」とマジメに即時却下をくだをしたのが、おもしろい一幕でした。

アディクションと「正常な依存」の境界

重複障害があると、治療・支援の谷間に入ってしまって、適切な治療や福祉的支援を受けられないという話もおもしろかったです。私は最初、発達障害専門のクリニックに通っていたんだけど、発達障害者支援センターの心理士に勧められて、依存症専門クリニックにも並行して通うようになり、いまはそちら一本に絞っています。ほんとうはトラウマとか解離（幽体離脱的な身体感覚）もなんとかしたいんだけど、現代の医学では解決できなそうだから、とくに誰にも相談することもなく諦めています。

結局、精神医療の現場でもカウンセリングでも「これだ！」という言説空間に出会えなかったのが原因で、「どんな言説でも全部ＯＫ」という長所のある自助グループを主宰するようになって、のめりこむようになったというのが自己認識です。トシは「やめられない依存症専門医」という立ち位置と書いていたので、私もちょっとその表現を拝借して、「やめられない自助グループ主宰者」を名乗っていこうと思いました。

この往復書簡では、最初から私の窃盗癖やセックス依存傾向のことを話題にしたけど、できればトシから専門家の意見を聞けたらうれしいなと思ってるんだ。読者たちも「どこからどこまでがアディクションと言いうるのか?」という問題に対して関心が高いと思う。

たとえば最近、アンナ・レンブケという人の『ドーパミン中毒』(恩蔵絢子訳新潮新書、2022年)が話題になったけど、この本ではSNSなんかも24時間ノンストップでドーパミンの分泌をもたらすということで、ざっくり言えばアディクション扱いをしている。私はサウナ室で体をカーッと温めて、水風呂にザバーッと浸かって「ととのう」のが大好きなんだけど、『ドーパミン中毒』には冷水浴もドーパミンがどぱどぱでる行為だと書いてあったから、この意見を踏まえるなら私はサウナ依存でもあるはず。

最近トシたちが編者を務めた新刊『ゲーム障害再考――嗜癖か、発達障害か、それとも大人のいらだちか』(日本評論社、2023年)も読んだけど、この本なんかは書名自体が啓発的だね。ゲームにハマって困っているのは、アディクションと言えるのか。ADHDの過集中かもしれないし、ゲームに目くじらを立てるおとなが非科学的な決めつけをしているだけかもしれない。鈴木直さんの新刊『アディクションと金融資本主義の精神』(みすず書房、2023年)はちゃんとした内容なのかな。注文してみたんだけど、ちょうどその直後、

『ウツ婚!!――死にたい私が生き延びるための婚活』（晶文社、２０２０年）の石田月美さんが、ツイッターでこう書いているのを読んで（鈴木さんの本への批判ではないと思います）、ますますトシの意見を聞きたいと思ってしまった。

必要のないものまで依存症モデルで説明するのはやめませんか…特に「全ての人間は依存症である」とか…先人達は血と涙の果てに、今の「病」であるという認識を広めたので…「全ての人間が依存症」なら、それは「病」が無効化されるということです。また「意志の弱さ」に逆戻りするので…どうか何卒…／つまり、「全ての人間が依存症」なら、とんでもない状態に陥っている人間は他の依存症者と何が違うのか、となるので…「全員が病気」であるなら、それはもう特定の人間が「病気」とは見なされないので…「そいつのせい」になる可能性があるということです。おこがましくもすみません…何卒……／あ、「全ての人間は何かしらに依存している」については大いに同意しております。「自立とは依存先の分散」ですから。

２０２３年６月22日

最後に記されているのは、熊谷晋一郎さんの名言ですね。いろんなものに依存しないと自

立すら確保できない。それができなくなるのが、アディクションということ。ぜひ、トシなりの壮大な人類学的アディクション論があったら、教えてください。

ところで、トシと私の文体って、透明感を追求していて、雑味を排除したいという欲求がはっきりあるよね。私の場合には、これはキンキンに冷えた喉越しの良いビールの魅力に通じている。トシの場合には、頭のなかをきれいに冴えさせてくれるタバコの一服につうじるんじゃないかな。ということは、私たちの文章にはアディクション的な意味があるのかな。こういう文章を書くことで困っているわけじゃないから、「正常な依存」ということになるとは思うんだけど。

10

なぜ人は何かにハマるのか？

松本俊彦

2023年7月19日

最初の書簡で、「ヘイ、トシ！」と呼びかけられたとき、確かに、一瞬、「あれ？　ハイじゃない？」って思いました。

でも、「ヘイ」は「ハイ」よりももっと親しみを込めたカジュアルな呼びかけです。だとすると、この呼びかけは、私とマコトとの関係は往復書簡という活字上だけの関係にとどまらないことを意味するのではないか、と考え直しました。

事実、この往復書簡の打ち合わせでも、オンライン上とはいえ、マコトはお酒を、私はタバコを摂取しながら、ちょうど飲み会の戯言のようにしてあれこれアイデアを出し合ったわけです。であれば、もはやその関係は「ハイ」ではなく「ヘイ」だろう――そう思ったのです。

そんなわけで改めて、**ヘイ、マコト！**

今回の往復書簡、いろんな反響があるみたいですね。なかでも、「なんでもかんでも依存症は困る」的な意見があったとのこと。

ああ、この手の意見、ものすごく既視感があります。ちょうど10年前、ギャンブルやネットゲームの問題を初めて診断カテゴリーとして取り上げたDSM-5が世に出た時期に、同じ言葉をしばしば耳にしました。

特に大騒ぎをしていたのは、依存症臨床に携わることなく、薬物規制に関する政策提言と薬物乱用防止啓発によって学会での立場を築いてきた重鎮医師でした。曰く、

「物質と行為を一緒の次元にするな。依存性物質には、それ自体に依存性があって、一定期間使用していれば、10人中7~8人は依存症的な使い方になる。しかし、ギャンブルやゲームなどの行為はそうではない」

「物質には耐性を形成しながら使用様態をエスカレートさせる性質があり、その結果、使用中断時には手が震えたり、発汗したりといった離脱を引き起こすが、行為にはそれがない」

改めて「依存症の本質は何か」問題

いま考えても、妙な理屈だったなって思います。だって、「依存性物質を一定期間使用したら、使用経験者の7、8割が依存症になる」なんて、嘘もいいところですから。

まず、この理屈はアルコールという依存性物質の存在を無視しています。アルコールは、けっこう強力な依存性物質ですが、日常的に使用する人のなかで依存症になる人はごく一部にとどまっています。

それから、国連の2016年版「世界薬物報告書」によれば、ヘロインやコカイン、大麻などの規制薬物経験者のうち、依存症の診断基準に合致する人は、わずか1割ちょっとだったそうです。もちろん、その数字だって決して小さくはないですが、さすがに7、8割ではない。少なくとも、「ダメ。ゼッタイ。」的な薬物乱用防止教室で連呼されている、「1回でも手を出したら人生は破滅」ではありません。

また、物質使用は耐性と離脱を引き起こすというのも、おかしい。だって、離脱は、アルコールやベンゾジアゼピン、ヘロインやモルヒネといった「ダウナー系」薬物に特徴的な現象であって、覚醒剤やコカインといった「アッパー系」薬物の場合、自律神経系の反応を伴う激しい離脱を生じない、というのが特徴だからです。

今日、耐性や離脱（「身体依存」といいます）は、中枢神経作用物質をくりかえし摂取した生体にみられる生理的反応であってそれ自体に病的意義はない、と見なされています。病的なのは、「やめられない、とまらない」「わかっちゃいるけど、やめられない」という渇望、物質使用コントロールの喪失（「精神依存」といいます）の方です。

ついでにいっておくと、人類における「やめられない、とまらない」の歴史は、物質よりも行為の方が古いのです。歴史上最も古いアディクション関連の記録は、賭博に関するものだからです。すでに紀元前1000年頃、古代インドの聖典『リグ・ヴェーダ』や叙事詩『マハーバーラタ』には、サイコロ賭博に勝って王となる者や、負けてすべて失う者の姿が描かれています。

一方、物質に関していえば、賭博に遅れること600年、紀元前4世紀頃におけるアレキサンダー大王の酒癖が最初だといわれています。彼は、中央アジア遠征中、夜な夜な酔い潰れて放蕩のかぎりを尽くしたばかりか、酔った勢いで征服した都市を火の海にし、腹心の重臣を殺害し、最後は大酒が原因で30代前半の若さで早逝しています。

「物質」よりも「行為」が重要だ

精神依存の本質については、前回マコトが触れていた、『アディクションと金融資本主義の精神』において、とても丁寧な検討がなされています。そのなかで、興味深い動物実験が紹介されていました。

その実験は、2匹のラットを用意して異なる条件下に置き、どちらの方が依存症的な物質摂取が生じやすいかを比較するものでした。第1のラットはボタンを押すたびに静脈へのコカイン注入を受けます。そして第2のラットは、自分ではボタンを押すことなく、第1のラットがボタンを押したときにのみ、同じタイミングで同量のコカインを強制注入される仕掛けとなっていました。

当然、2匹のラットにおけるコカイン血中濃度の変化はまったく同一に保たれます。違いは、コカイン摂取を自発的、能動的にするのか、それとも受け身的にコカインを投与されるのかだけです。そして実験の結果、依存症的な物質摂取行動が誘発されたのは、なんと第1のラットだけだったわけです。

この結果は次のようなことを示唆します。それは、物質の薬理作用よりも、「自分の力で気分を変えることができる」という、行為によるセルフコントロールの成功体験の方が、報酬としてははるかに強力であり、それゆえ依存症を引き起こす可能性が高い、ということです。

このことは私の臨床的経験とも一致しています。精神科で処方される抗不安薬や睡眠薬、あるいは、緩和医療で用いられる医療用麻薬では、これらの薬剤を医師の指示通り定期的に服用している人よりも、頓服として「つらいとき」「痛いとき」にだけ使用する人、あるいは、定期処方に加えて追加使用する人の方がはるかに依存症になるリスクが高いからです。

要するに、人を依存症にさせるのは、物質の薬理作用ではなく、行為を通じた自己効力感の体験——心身に何らかの刺激を与え、身体感覚の変容感を介して気分調節に成功する体験——の方ではないか、ということです。そして、身体感覚の変容感を引き起こすための行為は、一定の薬理作用を持つ物質の摂取でも、あるいは、スリルと興奮を引き起こすパチンコやゲームでもよいのでしょう。

なお、もしも物質摂取行為と非物質的行為とのあいだで、それ自体が持つ依存性の強さに差があるとすれば、それは報酬発現までの時間の違いによるのだと思います。実際、一般に物質の方が行為よりも即時的報酬を与える傾向があります。

誰だって依存症の萌芽を抱えている

ところで、心身への刺激による気分調節成功体験——ここに依存症の萌芽があるとすれば、実は多くの人たちがその萌芽を持っていることになります。

物質による刺激としては、出勤前のコーヒー、仕事の合間の一服のお茶やタバコ、人によっては甘いお菓子、そして仕事を終えた後の一杯のビールなどなど。行為による刺激としては、たとえばマコトならばサウナが挙げられるかもしれません。

自分自身についていえば、特に診療がハードだった日の深夜、ココイチで激辛カレーをよく食べる傾向があります。うまい、マズいの次元では語れない、もはや痛みしか感じられない味覚の彼岸にある刺激です。これが、カプサイシンという物質摂取行為なのか、それとも自傷的な行為なのか、もはや自分でもわからないですが、店を出て汗だくになった顔に涼しい夜風が当たる頃には、モヤモヤは霧散しています。

さいわいこの行為には、ココイチの店舗に足を運ぶという煩雑な手続きが必要であり、翌日、下腹部痛と下痢に悩まされるという弊害から、私の報酬系を「ハイジャック」するほどの強度はありません。したがって、私はココイチのせいで仕事や家庭生活に支障を来すことなく、コントロールしてココイチと付き合うことができています。少なくとも「仕事をさぼって隠れココイチ」といった事態になってはいない。

しかし、もしもこうした心身への刺激が、もっと手軽かつ迅速に実行できるものであったらどうでしょうか？　リストカットやむちゃ食い、爪かみ、抜毛、それから、もしかすると強迫的な自慰行為もそれに含まれますね。これらの行為は、速効性において物質の薬理作用に劣りながらも、手軽さと刺激強度という点において報酬の即時性を担保しており、人を依存症的にさせうる性質があると思います。

「遊び」が持つ依存性と治療的機能

一見すると、報酬の即時性や簡便さでは劣りながらも、強力に生活に侵食してくる行為もあります。かつて私は、いい年をしてゲームセンターの「セガラリーチャンピオンシップ」（以下、セガラリー）にハマり、いつもそのことが脳裏から離れなかった時期があります。

あのゲーム、四半世紀前の水準としては見事な出来映えでした。スクリーンに映し出されるラリーコースの映像と音響はとてもリアルで、ステアリングやシートの震動を介して、路面の凹凸やタイヤのグリップ状況までが伝わってきて、たちまち私を飲み込み、その世界に没入させるのでした。私は、毎日、病院勤務を終えると急いでゲームセンターに駆け込み、汗だくになりながら片手でステアリングを激しく操作し、もう一方の片手でHパターンのマニュアルシフトやハンドブレーキを駆使して、未舗装の悪路を高速ドリフトで駆け抜けていたものでした。

セガラリーには、社会学者のロジェ・カイヨワが主張する「遊びの4類型」の全要素がそろっていました。ご承知のように、カイヨワは、人類が行ってきた遊びを次の4類例に分類しています。第1が「アゴン（競争：将棋やチェス、競技スポーツ）」、第2が「アレア（偶然：ギャンブル）」、第3が「ミミクリー（模擬：子どものごっこ遊びやおままごと、演劇）」、そして最後が「イリンクス（めまい：ブランコやジェットコースター）」です（『遊びと人間』）。

セガラリーに含まれるアゴンの要素としては、くりかえし練習することでスキルが高まり、タイムが短縮され、ランキングを駆け上り、ライバルを打ち負かすことで得られる自己効力感、達成感があります。アレアの要素としては、選択するラリーコースと車種の相性がありますが（ゲーム上のものなので、実車のスペックとは微妙に異なり、予測が実に難しいのです）。ミミクリーの要素としては、鮮明な映像や音響で世界を現実以上の精度で再現し、そのリアルさが自身をコリン・マクレー（もしくは、藤原拓海）と錯覚させ、自我を誇大的に膨張させることです。そしてイリンクスの要素としては、高速ドリフト時にすごいスピードで眼前の風景が流れていく、何ともスリリングなめまい感があります。

思うに、すべての遊びには、興奮と刺激によって心身に変容をもたらし、現実の憂さを忘れ、気分を切り替える効果があります。同時に、条件さえそろえば、それはいともたやすく私たちの報酬系をハイジャックし、実生活を侵食していく危険性があります。

このゲームにハマった当時、私は依存症臨床駆け出しの頃で、思うに任せぬ日々の臨床に無力感を覚え、精神科医としての自信を失っていました。こうした、さえないリアルの自分を慰撫するには、自己効力感とまやかしの誇大感と、めまい感が必要だったのでしょう。

依存症の薬物療法から見えてくるもの

さて、マコトからの前回のお手紙では、依存症に関する薬物療法にも言及がされていましたね。確かにシアナマイドやノックビンといった、「お酒を飲むとひどく不快な気分になる」

という治療薬は、やはり懲罰的で前時代的な発想の薬剤だなと思います。

しかしそれらに比べると、セリンクロは、本来は「不快感」を体験させるのではなく、アルコールがもたらす「快感」を減じる、という点で、明らかに目指すところが異なる治療薬です。ざっくりいうと、内因性オピオイド受容体を軽く刺激しながらそれ以上の刺激に反応しないようにする治療薬です。

このタイプの薬は、最近の依存症治療薬開発のトレンドといえます。有名どころとしては、ニコチン依存症に対する禁煙補助薬チャンピックスがまさにそうです。チャンピックスは、脳内に分布するニコチン受容体に結合して、禁煙に伴う離脱やタバコ渇望を軽減するとともに、ニコチンの新たな受容体結合を阻害して、喫煙から得られる満足感を抑制します。

しかし、こんなことをいうと禁煙推進派から叱られそうですが、私は、精神科治療中の患者（明らかに一般人口よりも喫煙率が高い）がチャンピックスを服用することに懐疑的です。禁止こそしないものの、「あまりお勧めしないなぁ」と婉曲に反対することが多いです。というのも、けっこうな確率でうつ状態が悪化したり、精神状態が悪化したりするからです。実際、海外ではうつ状態の悪化や自殺行動の増加に関する報告があります。

おそらく「喫煙による満足感」を抑制することで、喫煙が持つ自己治療的効果を消去してしまっているのではないでしょうか？

要するに、私はこう考えています。確かに依存症は人を死に追いやる危険があるものの、その萌芽的なものは誰しも抱えていて、それがあるからこそ「しんどい今」を生きていられる面もある、と。

本稿前半で私は、人類最初の「やめられない、とまらない」は物質ではなく行為――賭博――である、といいました。植島啓司は、ギャンブルに関する文化人類学的考察のなかで、「創世の頃より人間の最も根源的な欲望は未来を知ることにあり、だからこそ、人間は、予測不能な未来を予測可能なものにしようとして、木の枝や小石や骨片を投げて吉凶を占いはじめたのではないか」と指摘しています（『偶然のチカラ』、集英社、２００７年）。慧眼です。思わず膝を打ちました。

おそらくその儀式は、象徴化と通俗化を経て、財産をかけた「賭博」へと姿を変え、さらに、そこに個人の能力や技術によって結果を左右できる要素が付加されて、決闘や戦争のミミクリーとしてのスポーツ、はてはチェス、囲碁、将棋までを含むゲームへと発展したのでしょう。そしてやや遅れて、そこに、イリンクス（めまい）を人工的に引き起こす作用を持つ物質も加わり、ようやく現代の依存症アイテム勢揃いとなった――私はそんな風に考えています。

こう言い換えてもよいでしょう。依存症の根源には、制御不能な〈現在〉を何とか乗り越え、予測不能な〈未来〉を少しでも可視化したい、というあまりにも人間らしい、人類全体の欲望が横たわっている、と。

担当編集Fより

トシさんから、精神依存の本質は「物質」よりも「行為」であり、「遊び」には元来、実生活を侵食する力がある、ということが指摘されました。私にもここ最近、思い当たる節があります。ニンテンドースイッチの「スイカゲーム」にハマったのです。

任天堂のゲームには、凝りに凝ったグラフィックや壮大なストーリーを採用した名作ゲームが数多くあります。「スプラトゥーン」「ゼルダの冒険」「ポケモン」「マリオ」シリーズ……。数千円という決して安くない金額で売られており、どれも新製品が発売されればファンが大熱狂。常に新たなチャレンジが盛り込まれており、制作者の並々ならぬ熱意が感じられるものばかりです。

一方、「スイカゲーム」はたったの240円。テトリスとぷよぷよを合わせたような単純なルールとアニメーション、気の抜けるような音楽ですが、数ある名作ゲームを押しのけて、任天堂ストアで人気ランキング1位を獲得しているというから驚きです。私もこのゲームに触れて以来、毎日、会社のデスクで「あぁ……早く帰ってスイカゲームやりたいな……」と取り憑かれています。

ただ上から降ってくる同じ種類の果物を並べると大きくなる、ということを続けるだけのゲームなのですが、果物がくっついて大きくなる時の「ぽよん！」という音に報酬系が心地よく刺激されるのか、あらゆる思考がシャットダウンされて現実の苦痛から逃れることができます。週末のほとんどの時間をこの「スイカゲーム」で過ごしながら、ふと思いを馳せたことがありました。

話が長くなってしまってすみません。いま、うちには子猫が来ています。生後2か月の小さくてふわふわのはかない生き物です。毎日数時間ゲージの中で鳴いては「出してくれ！」とせがみます。

まだあまりに小さいので誤飲やどこかの隙間に挟まって出られなくなってしまったり、先住猫とトラブルになったりする恐れもあるから、私の目の届く時間でないとケージからは出してあげられません。でも、目が届くなら出してあげればいいわけですよね。でもそんな時、家事や仕事が落ち着いて、さぁひと休みという時間に、子猫のいたいけな声よりスイカゲームをやりたい欲が勝ってしまうことがあるんです。

そこで私はふと毎夏ニュースになる「パチンコをやっていて子どもを高温の車中に置き去りにしてしまう」親のことを思い出しました。もし私にもっと仕事のストレスがかかっていたら？　家族からDVを受けていたら？　子猫よりもっともっと手のかかる人間の赤ちゃんの夜泣きに毎日悩まされていたとしたら？　周囲に悩みを聞いてくれる人が誰もいなかったら？

もちろん冷静に、客観的に考えれば、どんな理由であっても高温の車内に子どもを置き去りにするのはあまりに愚かで、無責任な行為です。とはいえ、もしかしたらギャンブルという快楽のためではなく、現実の痛みを忘れるためにスロットに夢中になってしまい、気が付いたら数時間を溶かし、愛する子どもすら危険に晒してしまうことがありうるのではないか。今回のマコトさんとトシさんの原稿を読んで、そんな想像をしてしまいました。

11

紳士淑女としてのドーパミンのたしなみ方

横道誠

2023年7月20日

こんにちは、トシ。

『みんな水の中——「発達障害」自助グループの文学研究者はどんな世界に棲んでいるか』では、じぶんの発達障害についてあれこれ書いて、アダルトチルドレン、宗教2世、LGBTQ+の問題についてもいろいろ書きました。でもアディクションの問題は棚上げにしてしまっていたんだ。脳の部位や脳内物質について学ぶのはじぶんの力量を超えているという不安があったし、アディクト（依存症者）としてのじぶんの問題を理解するに先立って、まずは発達障害者やアダルトチャイルド（アダルトチルドレンの単数形）や、宗教2世や、LGBTQ+の当事者としてのじぶんに整理をつけないと、じぶんの人生の立てなおしはおぼつかないと思っていた。

２０２１年４月に『みんな水の中』を刊行したあとは、発達障害の大学教員として注目されて、さまざまな執筆や講演・対談の依頼をもらえるようになって、アディクションの問題についてじっくり考えるのは、さらに先送りにしてしまった。２０２２年の後半は突如注目を集めた宗教２世問題の当事者としてマスメディアに頻繁に露出するようになって、今度は宗教２世問題でも執筆や講演・対談の依頼が舞いこむようになって、あっというまに時間が飛んでいった。個人レベルではアディクション治療の専門病院に通いつづけていながら、ちゃんと勉強する時間が取れなくなったんだ。

今回の往復書簡が始まったあとは、相手がアディクション治療の権威だから、付け焼き刃になるようなことをちまちま勉強する価値があるかな？　なんだか恥ずかしいことを書いてしまわないかな？　と気後れしてしまって、引きつづき専門的な勉強をサボりつづけてたんだけど、いまになって基本的なことは最低限でも押さえておこうと腹を決めました。ＤＳＭ-５-ＴＲ（『精神疾患の診断・統計マニュアル』第５版の改訂版）の日本語訳が６月に刊行されて、「ああ、オレはＤＳＭに書かれた診断基準すら、アディクションに関しては読んだことがなかった」と反省したのがきっかけです。発達障害（医学名は「神経発達症」）のパートは、ひとつ前のＤＳＭ-５もその前のＤＳＭ-Ⅳ-ＴＲも読んで、「勉強になるなあ」と何度も感心したのにね。

これまでにアディクションの本をちらほら読んで、アディクションが物質への嗜癖と行動への嗜癖のふたつに類別できることくらいは知っていました。よくよく用語を見てみると、「物質依存」（substance dependence）と「行動嗜癖」（behavioral addiction）と表記されていることが多い。つまり行動はアディクションだけど、物質はディペンデンス。調べてみると、1963年の秋に開かれた国際保健機関（WHO）の専門家会議で物質使用障害の正式な用語として「薬物依存」（drug dependence）が選ばれて、従来の「薬物嗜癖」（drug addiction）や「薬物馴化」（drug habituation）は今後使用しないと決議されたことがわかった。薬物はアディクションじゃなくて、ディペンデンス。その用語上の歴史は、もう半世紀以上も続いていることになるんだね。

物質依存と行動嗜癖

で、DSM-5-TR（オリジナルは2022年に発刊）を読んでみると、アディクションは「物質関連症群及び嗜癖症群」と呼ばれていて、「物質関連症群」と「非物質関連症群」の2大部門から成っている。前者は、「アルコール関連症群」「カフェイン関連症群」「大麻関連症群」「幻覚薬関連症群」「吸入剤関連症群」「オピオイド関連症群」「鎮静薬、睡眠薬又は抗不安薬関連症群」「精神刺激薬関連症群」「タバコ関連症群」「他の（又は不明の）物質関連症群」とたくさんあるけど、後者は「ギャンブル行動症」しかない。

世界保健機関のＩＣＤ-11（『国際疾病分類』第11版、２０２２年にオリジナルが発刊、日本語版は準備中とのこと）も見てみると、こちらも構成はＤＳＭ-５-ＴＲと同じような感じ。全体は「物質使用症群と嗜癖行動症群」と呼ばれていて、「物質使用症群」の対象には「アルコール」「大麻」「合成カンナビノイド」「オピオイド」「鎮静薬、睡眠薬または抗不安薬」「コカイン」「精神刺激薬（アンフェタミン、メタンフェタミン、またはメトカチノンなど）」「合成カチノン」「カフェイン」「幻覚薬」「ニコチン」「揮発性吸入剤」「ＭＤＭＡまたは関連薬物（ＭＤＡなど）」「解離性薬物（ケタミン、フェンシクリジンなど）」「他の特定される精神作用物質（医薬品など）」が入る。「嗜癖行動症群」には「ギャンブル行動症」と「ゲーム行動症」が入る。

「ゲーム行動症」（別の訳語として「ゲーム症」「ゲーム障害」「ゲーム依存症」がある）が入ったことが、子どもに関する精神医療の界隈でかなり話題になったけど、これは世間でときどき話題になる「セックス行動症」（セックス依存症）とか「ショッピング行動症」（ショッピング依存症）などすら、アディクションとして正式に認められてこなかった状況で、古くからアディクションとして論じられることが多かった「ギャンブル行動症」の隣に、いきなり新参者の「ゲーム行動症」がふっと割り込んできたのも、ショッキングだったんじゃないかな、と想像しています。

しろうと的な考えかもしれないけど、私としては、「セックス行動症」とか「ショッピング行動症」も入ってほしいですよね。私も複数の相手との性交渉に没入していた時期があるし、数百万円の借金を抱えるまで、買い物まみれの生活に陥ったことがあるけど、あれらは人生をすみやかに破滅させるものだと思いました。前回トシが、「歴史上最も古いアディクション関連の記録は、賭博に関するもの」とか、「行為によるセルフコントロールの成功体験の方が、報酬としてはるかに強力であり、それゆえ依存症を引き起こす可能性が高い」とか、「人を依存症にさせるのは、物質の薬理作用ではなく、行為を通じた自己効力感の体験――心身に何らかの刺激を与え、身体感覚の変容感を介して気分調節に成功する体験――の方ではないか」と書いていたけど、私としては、まったく同感です。「行動嗜癖」が「物質依存」と同じくらい考察され、そして両者の関係性が解明されてほしいです。

鈴木直さんの『アディクションと金融資本主義の精神』を実際に読んで思ったのは、こういう名著なのか奇書なのかわからない本が、もっとたくさん生まれてきてほしいということです。この本では「アディクションとは、自発的選択がもたらす短期的報酬によって動機づけられたオペラント（引用者注・環境に対する操作的介入）行動を、しばしばみずからの意志に反して、反復的に継続する状態をさす」という定義が出ていました（強調は省略しました）。人間のギャンブルへの欲望が金融資本主義を構築しながら、不安定に維持しているという見取り図で書かれているけど、やはり行動選択がアディクションの機序として決定的だと考えられているわけです。

それにしても私は大学院生のとき、マックス・ヴェーバーの『プロテスタンティズムの倫理と資本主義の精神』にハマって、社会科学的発想と人文学的発想の相剋の問題について研究をやっていた時期があります。ヴェーバーが、プロテスティズムの「天職」理念こそが初期の資本主義を駆動したのだと論じていく鮮やかな手つきに感心しつつ、「オレはそんな単純なゲーム的歴史論に騙されんぞ（笑）」とも思っていました。『アディクションと金融資本主義の精神』という書名は明らかにヴェーバーの本へのオマージュで、この本についても「オレは騙されんぞ（笑）」と思いながら読んだけど、専門分化したいまという時代に、こういう総合的な本が書かれること自体は、非常にすばらしいと思う。いつか私も『トラウマ・解離・アディクション――人類史の一断面』みたいな書名の本を出版したいけど、まずはそれに先立って、トシのそういう壮大な人類史的アディクション論を読んでみたいと思っている今日この頃なんです。ぜひともトシにそういう本を上梓していただきたいです！

即時報酬とのつきあい方の模索

アーケード用レースゲームの「セガラリーチャンピオンシップ」にトシがハマっていたという話も、やはりおもしろいです。調べてみると、1995年にできたゲームだとか。私が高校生だった頃です。トシは「いい年をして」と自虐的に書いてたけど、当時トシはまだ20代の終わり頃だったはず。立派な若者です。

「藤原拓海」という名前が出てきたけど、これはマンガ『頭文字《イニシャル》D』の主人公ですね。トシは「高速ドリフト時にすごいスピードで眼前の風景が流れていく、何ともスリリングなめまい感があります」と書いていた。「頭文字D」の「D」もドリフトのことだって聞いたことがあります。「さえないリアルの自分を慰撫するには、自己効力感とまやかしの誇大感と、めまい感が必要だったのでしょう」という記述に、共感しました。

というのも、私も30代後半になって、急に20年以上ぶりにゲーム漬けになってしまった時期があるんですよ。小学生のときにハマっていた『ドラゴンクエスト』シリーズが、スマートフォン向けに移植されているのを知って、「1」「2」「3」「4」「5」「6」「7」「8」

「9」とシリーズを制覇するようにプレイして、新作の「11」もニンテンドー3DSとプレイステーション4で2回とおしてやりました。自由に使える時間は、ずーっとドラクエ漬けです。「10」もしばらくやってみたけど、これはオンラインゲームで、作風があまり趣味でなかったため、続かなかった。睡眠障害が始まっていた時期で、精神的な危機が進行していたから、ファンタジーの世界に逃避したかったんだって、いまでは分析しています。

ロールプレイングゲームにも、トシが書いていたロジェ・カイヨワの「遊びの4類型」がぜんぶ揃ってる気がします。登場する敵とのバトルを勝ちぬき、壮大なストーリーを解読していく部分は「アゴン」（競争）。高い経験値やレアな宝物を持った敵と出会えるか、隠しアイテムなどをうまく奪取できるか、カジノで大当たりできるかという問題は「アレア」（偶然）。じぶんの名前を主人公の勇者に設定して、細部まで構築された世界観に没入する感覚が「ミミクリー」（模擬）。忘却された歴史的事件の真相が明らかにされ、圧倒的なヴィジュアルと雰囲気で感動させてくるところが「イリンクス」（めまい）。あのドラクエ時空に没頭していた私は、「ゲーム症」と言われても仕方なかったと思います。不眠障害を誤魔化すためにやっていたのに、それがますますひどくなっていきました。

日本ではマンガ、アニメ、ゲームなどの文化が栄えているけど、これは私の唐突な「ドラクエ大ブーム」と同じような事情で、日常生活に憂鬱を感じている人が多いからじゃないかな。高畑勲は生前、同志で弟分的な存在と言える宮崎駿を「天才」と認めつつも、宮崎アニメがあまりに完成度の高さゆえに、観客が「ファンタジー漬け」になってしまったって、よく批判していました。高畑の最後の作品になった『かぐや姫の物語』（2013年）は、ファンタジーを紡ぎながらも、ドキドキ感を過剰にしないことで、観客が現実世界でも地に足をつけて生きていけるようにという促しを孕んでいたように思えた。あれはきっと宮崎に対する最後のいましめでもあったはずです。それに対する10年越しの回答が、今度こそ宮崎の最後の長編アニメになるはずの『君たちはどう生きるか』（2023年）。この作品では、いつもながらの圧倒的なファンタジー時空が展開されながらも、主人公を厳しい時代の現実に帰還させ、かつ彼が体験した世界はやがて記憶から消えるものと設定しつつ、その体験が無駄ではなかったという位置づけにすることで、亡くなった高畑に応答したのだと思うのです。

トシにとっての『セガラリー』、私にとっての『ドラクエ』は、おそらく「即時報酬の洪水」をぞんぶんに浴びることができる特権的な場所だったのだと思う。かつての宮崎アニメもまさにそういうものでした。『天空の城ラピュタ』（1986年）『となりのトトロ』（1988年）『魔女の宅急便』（1989年）などなど。でも、宮崎はだんだんと「なんとなく退屈かも」という場面をあえて作品に入れるようになっていったんです。『もののけ姫』

（1997年）『千と千尋の神隠し』（2001年）はどちらも社会現象になって、国際的な宮崎人気を確立させた作品だったけれども、公開された初日に私は映画館でそれらを見ながら、あちらこちらで眠くなったのをよく覚えています。「あの宮崎アニメで眠くなるなんて？」とショックでした。同級生に訊いてみると、同じような感想の人は多かった。いままでは、あのような作風の変化も、きっと宮崎なりの高畑への回答の試み、「即時報酬」とのつきあい方の模索だったのだと思うんです。

では、脳をアディクションによってハイジャックされないために、どうすればいいのか。前回トシがＣｏＣｏ壱とのつきあい方をとおして、すてきなヒントをくれました。

特に診療がハードだった日の深夜、ココイチで激辛カレーをよく食べる傾向があります。うまい、マズいの次元では語れない、もはや痛みしか感じられない味覚の彼岸にある刺激です。（略）店を出て汗だくになった顔に涼しい夜風が当たる頃には、モヤモヤは霧散しています。
さいわいこの行為には、ココイチの店舗に足を運ぶという煩雑な手続きが必要であり、翌日、下腹部痛と下痢に悩まされるという弊害から、私の報酬系を「ハイジャック」するほどの強度はありません。（略）

しかし、もしもこうした心身への刺激が、もっと手軽かつ迅速に実行できるものであったらどうでしょうか？　リストカットやむちゃ食い、爪かみ、抜毛、それから、もしかすると強迫的な自慰行為もそれに含まれますね。これらの行為は、速効性において物質の薬理作用に劣りながらも、手軽さと刺激強度という点において報酬の即時性を担保しており、人を依存症的にさせうる性質があると思います。

なるほど、アディクションの対象そのものにブレーキが含まれている場合、またアディクションへの引き金が多少なりとも厄介な場合に、「即時報酬」の力を制限することができる。頭のなかのドーパミン洪水が、限定的な被害をもたらすだけで終わってくれる。そういうふうにほどほどにドーパミンをたしなむことが、これからのアディクトたちの課題になるんだろうなと気づかされました。これを「紳士淑女としてのドーパミンのたしなみ方」と名付けて、アディクション界隈に広めていきたいなと思うんです。

前々回、私は私自身やトシの文体が非常にクリアなこと、これがアディクション的な機能を持っているのではないかと問題提起しましたが、文章というのは（ＡＩの文章生成などを使わなかったら）、トシや私みたいに高速で原稿をあげるのが得意な書き手でも、基本的にはゆったりのったりと書くしかないものだから、まさに「紳士淑女としてのドーパミンのたしなみ方」を実現していることになる。そう考えると、私が文章を書くのがとても楽しいのは、アディクションそのものではなくて、アディクションへの対抗措置としてハームリダクションをやっているのだな、という考えが湧いてきました。

思えば、アリストテレスの『形而上学』では、「驚異」（タウマゼイン）の感情こそが、人類の知的探求の源泉になったと論じられていて、膝を叩いたことがあります。なんらかの現象に対して、「なんだこれは？」「いったいどういうこと？」と驚異の感受を得て、仕組みや発生の原因を探ろうとする。やがて「そうか、わかったぞ！」という「アハ体験」が起きて、頭のなかにドーパミンがどぱどぱと溢れてくる。でも、それを論述したり、講演したりするうちに、ドーパミンはほどよく薄まっていく。この一連の過程、つまり「学究活動」にも、アディクションに対するハームリダクションとして機能してきた面がありそうだね。そんなふうに「ハームリダクションの人類史」を探るのもおもしろそうです。

薬と自助グループ

長くなったけど、前回トシが書いてくれたことに関して、もうひとつ。「セリンクロは、本来は「不快感」を体験させるのではなく、アルコールがもたらす「快感」を減じる」ということ。じつはしばらく前から「やっぱりセリンクロを飲もう」と考えを改めて、服用するようになりました。「飲みはじめは気分が悪くなることもあるけど、飲みつづけてるうちに落ちついてくる」という情報をインターネットで得たからです。服用を再開すると、実際に数日で気分の悪化はなくなりました。この薬は「アルコールの快感を減らす」という性質らしいけれど、私の感覚では「酔いが早く回る」というのが近い。いや、正確には酔いではなくて、頭のなかがひどくモヤモヤしてきて、酔っているかのような感覚になる。それで、たくさん飲みたい気分がなくなって、安全な分量の飲酒に終わる。

それで、「これは良いものだ！」と感激して毎日服用するようになったのですが、困ったことには、その「頭のなかがモヤモヤ」が翌日もずっと続くことです。五感は二日酔いのときと同じ。頭痛や胃のむかつきはないのですが、モヤモヤのなかで時間がつるつると流れていく。ＡＤＨＤ用のストラテラ（アトモキセチン）を服用すると、ふつうならすっきりした見晴らしを得られるのに、セリンクロを飲んだ翌日は、効いている感じがまったくない。飲みつづけることで酒量が減るから良いと割りきるべきか？　あるいは、こうやってひどいモヤモヤと共生しているということは、結局寿命がドカッと減っているのと同じ事態なので、どこかでこの薬に見切りをつけるか？　悩ましい選択になります。

最後に、このまえ大嶋栄子さんの『生き延びるためのアディクション――嵐の後を生きる「彼女たち」へのソーシャルワーク』（金剛出版）を感心しながら読んだことを報告します。女性の依存症者たちへの支援を提供する場所として、①医療機関、②MAC（メリノール・アルコール・センター）やDARC（ドラッグ・リハビリテーション・センター）などの「治療共同体」、③AA系統（アノニマス系）の自助グループが紹介され、自助グループや自助グループから学んだ「治療共同体」が提供してきた「12ステップ」を排除した④「生活支援共同体」が推奨されます。その上で、大嶋さん自身が「それいゆ」という生活支援共同体でやってきたことが紹介されています。

以前、私はこの連載で「新しいタイプの自助グループを！」と希求したけど、そういう実践の先行例を知ることができて良かったです（共同生活をするので、正確には自助グループとは別物なのですが）。私もどんどん新しいことをやってみたいけど、まだまだ経験値が足りていません。最近、新しい自助グループとしてオンラインで実施する「希死念慮をなだめてみよう会」というのを立ちあげてしまったのですが、会合によって自殺願望をまちがっても促進しないために、これまでに私がやってきた自助グループ（当事者研究やオープンダイアローグ的対話実践）よりも安全な言語空間を構築しなければと悩んで、結果的に採用したのは「アノニマス系」でやっている「言いっぱなし、聞きっぱなし」、つまり語られた内容に対していっさい応答しない、感想も意見も質問も口にしないというスタイルでした。ＡＡミーティングのやり方が、いちばん安全なものだと結論せざるを得なかったわけですね。

大嶋さんの本では、女性の依存症患者を４種類に分類していて、これもおもしろかったです。①性役割葛藤型（ジェンダーロールへの期待の大きさが抑圧に転じてアディクションに至る）、②他者承認希求型（これまでのじぶんを肯定的に受けとめられず、不全感が破壊衝動につながって、アディクションに走る）、③ライフモデル選択困難型（どのような選択にもジェンダー・バイアスが張りめぐらされていることに絶望し、じぶんの選択に自信が持てず、目標を喪失して、束の間の休息を求めてアディクションに陥る）、④セクシュアリティ混乱型（性的少数派だったり、性暴力被害体験の過去があったりして、みずからの身体とセクシュアリティに混乱を抱えていて、アディクションが助けになる）。

とても勉強になったけど、私はじつは「じぶんにはこの４つが全部そろってるな」とも思ってしまうんですね。女性ではなく、男性なのにそう思ってしまう。それで、アディクションの問題をジェンダーの問題と絡めて考えなくてはいけないなという思いは強まりました。

私には率直に言って、「女性は怖い」という実感があります。母から肉体的暴力を振るわれる少年時代を過ごしたし、そうやって「女性」に関わる問題で苦しんだ少年をフェミニズムはけっして助けてくれなかった。「メンズリブ」の男性にも助けてもらったことはない。彼らは私が肉体的に男だということで、私の「男性性」を否定したくて、うずうずしている、というのが私の実感でした。

ツイッターをやっていると、いわゆる「弱者男性論」に共感してしまいそうになって、じぶんが怖くなります。「彼らはネトウヨと近しいし、歩みを共にしたくない」と不安になり、慌ててじぶんのなかの「弱者男性としてアイデンティファイしたい欲求」にフタをすることが、しょっちゅうあります。男らしさの病や、女らしさの病。これをぜひトシにも語ってもらいたいと思っています。「信田さよ子さんに会うと、足をギュッと踏まれているんですよ。精神的な去勢ですよ（涙）」とこの前打ち合わせで語っていたトシに、ぜひ。

12

大麻、少年の性被害、男らしさの病

松本俊彦

2023年9月5日

ヘイ、マコト。前回のお手紙をいただいてからずいぶんと長い時間が経ってしまいました。毎年、この夏休み期間、教員向け研修会のラッシュ、連日、国内各地に出向いて登壇しており、なかなかこの往復書簡モードに切り替わりませんでした。すみません。

それにしても、マコトは大変な勉強家ですね。今年の6月に出たDSM-5-TR（『精神疾患の診断・統計マニュアル』第5版の改訂版）、私も一応購入こそしたものの、恥ずかしながらまだ目を通すに至っていません――というか、頻繁な改訂にいちいち追随していく気持ちが失せかけています。それから、鈴木直さんの『アディクションと金融資本主義の精神』が、マックス・ヴェーバーの『プロテスタンティズムの倫理と資本主義の精神』へのオマージュだった、という指摘にも蒙を啓かれました。

ところで、そうした教員向け研修会で私に課せられているテーマは、大抵、学校における薬物乱用防止教育のあり方です。教員に加えて地域の薬物乱用防止指導員――保護司も兼任している年配の方々――も参加していて、その「白髪になった鬼瓦権造《ごんぞう》」のような風貌の面々からは、「ダメ。ゼッタイ。」オーラが妖気のように漂ってきます。

告白しますが、私はこのテーマで講演するのが大嫌いです。とにかく心のエネルギーが削がれる。主催者側はやたらと「大麻の怖さを教えてほしい」と要望してきますが、正直、私には何をどう話したものか見当もつきません。私に話せるのは、大麻の怖さではなく、「村のルール」を破った人を袋叩きにする、日本社会の怖さだけです。

わが国の薬物乱用防止教育は、国民の無知をよいことに、滑稽なほど大麻の害を誇張・喧《けん》伝《でん》してきました。曰く、「大麻を吸うと無気力になり、記憶力・思考力が低下し……」。これが真実ならば、先進国中で最も大麻に厳しく、また、突出して国民の大麻経験率の低い日本が、なぜスポーツや学術、産業経済分野で世界のトップになれず、のみならず緩徐に衰退しているのかを考えてみるべきです。

そういえば、先日開催された、全国高等学校野球選手権大会の決勝戦で、ライト側外野席にいた男性が酒に酔って大暴れし、警察官数人に取り押さえられる、という事件がありました。よくある話とはいえ、近くにいた人たちはさぞかし怖かったことでしょう。こちらは逮捕もされず、もちろん、実名報道も顔出しもなしです。

アルコールは、すべての精神作用物質のなかで最も他害的行動に関係する薬物だってことはもっと広く知られるべきです。日本は、薬物には異様に厳しい反面、アルコールにあまりに寛容すぎます。個人的には、生徒対象に薬物乱用防止教室をやるよりも、保護者向けのアルコール乱用防止教育研修会の方が先だと思います。

大麻事件報道への憤り

最近、やたらと大麻取締法違反による逮捕のニュースが目につきます。おそらく次の臨時国会で大麻使用罪創設に関する法案提出を意識して、捜査機関が意図的にメディアにこの種の情報を流しているのでしょう。

馬鹿げた話です。大麻所持による検挙者数の増加？　そんなのいたずらにモラルパニックを引き起こすだけの無意味な数字ですよ。たとえるならば、検査体制や検査アクセスの状況によって大きく左右されるコロナ感染者数と同じです。つまりは、問題の「正体」が暴かれてしまえば、もはや誰も驚かず見向きもしなくなるような数字。

思い出してください。パンデミック初期、無知な私たちは、コロナ感染者数が2桁となっただけで「ついにロックダウンか……」と悲壮な覚悟をかためたほどでした。しかし、いまはもう違います。感染者が何千人といわれても、「ふーん」と歯牙にもかけず、マスクなしで唾液を飛ばしあって酒盛りをしています。すでに私たちは知っているのです。コロナ対策において重要なのは、感染者数ではなく死亡者数や重症患者数である、と。

薬物対策も同じです。重要なのは、検挙者数ではなく、薬物使用による健康被害や交通事故、暴力事件が増えているのかどうかなのです。その観点で見ると、大麻使用による依存症や誘発性精神病を呈する患者は増えていませんし、国内の暴力犯罪や交通事故の件数は年々減少しています。警察が躍起になって逮捕しているだけなのです。

こういうと、「大麻はゲートウェイ・ドラッグだ。大麻をきっかけによりハードな薬物に手を染める人が増える」なんて反駁《はんぱく》してくる人もいるでしょう。でも、未成年者における大麻取締法違反による検挙者が増えるに伴い、覚醒剤取締法違反による検挙者は激減しています。この事実を一体どう説明するつもりなんでしょうか？

様々な大麻事件報道のなかで特に最低最悪だったのが、日大アメフト部事件です。いきなりの顔写真付きの実名報道に、私は啞然としました。だって、少なくとも初動の時点では、起訴困難なほど少量の大麻のくずが発見されただけだったわけです。それにもかかわらず、いきなりの公開処刑。私はメディアの報道倫理の乏しさに憤り、さらに、恣意の記者にそういった情報を意図的にリークした捜査機関の倫理観を疑いました。おそらくこの学生は大学を除籍させられるだけでなく、この先、デジタルタトゥーのせいで大変な苦労を強いられることでしょう。

決して犯罪を肯定するつもりはありませんが、くだんの学生がしたことはそこまでの重大犯罪なのでしょうか？　むしろ再犯防止の観点からいえば、健全な人間関係の構築と社会における居場所の確保こそが重要ですが、公開処刑はそういったものを根こそぎ奪うのです。

もちろん、暴行・傷害とか窃盗や横領、あるいは性犯罪ならば致し方ありません。なにしろ被害者がいますから。しかし今回は、規制薬物の少量所持という被害者なき犯罪であり、国が違えばお咎めなしということもあり得るような、いわば制度的逸脱です。さらに、近年の西側先進国における大麻政策の変化を踏まえれば、将来、「いやはやあの頃の日本は理不尽だったね」と嘲笑されること請け合いです――ちょうど同性愛や女性の不倫を刑法上の犯罪としていた忌まわしき時代と同じように。

おそらく日大アメフト部事件以降、中学・高校の保健室や大学の学生相談室が、薬物問題に悩む若者にとって安全な場所でなくなるでしょう。というのも、学校は「隠蔽した」との誹《そし》りを怖れ、相談・支援なんかよりもまずは警察通報という気運が高まるはずだからです。

本来、教師は、生徒や学生の犯罪行為を発見した際、刑罰よりも教育的指導の方が本人の更生に資すると判断すれば、警察に通報しないという選択を許容されています。だからこそ中高生の飲酒や喫煙もいちいち警察沙汰にされなかったのです。

近年、自殺予防教育として学校での「SOSの出し方教育」が推進されてきましたが、今後、学校は「SOSを出してはならない場所」と認定した方がよいかもしれません。

ジャニーズ問題と覚醒剤

連日、ワイドショーが日大アメフト部事件で沸いていた今年8月上旬、この時期、メディア各社はジャニーズ問題には不気味な沈黙を貫いていました。その後、8月の終わりに外部調査委員会が報告書を公表してからは態度を一転させましたが、少なくとも同じ時期、国連人権理事会による調査訪日については不当に小さな扱いでした。本当にメディアの忖度《そんたく》ってひどすぎです。

実は、ジャニーズ性加害問題が表面化してから、私が担当するある覚醒剤依存症患者の精神状態が不安定になり、久しぶりに覚醒剤に再び手を出してしまいました。60代の男性です。40年以上にわたって覚醒剤を使用しつづけ、何度も刑務所服役や精神科病院への措置入院を経験していた方です。

彼は、診察室で覚醒剤再使用の告白をした際、涙を浮かべ、言葉を絞り出しながら、子ども時代の性被害を語りはじめました。それまで誰にも話したことはなく、自分でも忘れていたそうですが、ジャニーズ報道に刺激され、固く閉ざされていた記憶の蓋が開いたのでした。

彼の場合、加害者は年長の女性でした。「相手が女性だと、きっと誰も性被害として受け取ってくれないだろうと諦めていました」。そう彼は語りました。

アディクション臨床では、こうした、性被害体験を持つ覚醒剤依存症男性にちょこちょこ遭遇します。ふだんは固く蓋をしている過去のトラウマ記憶が何かの拍子に刺激され、強い内圧で蓋を押し上げはじめると、唐突に覚醒剤への渇望が高まります。再び蓋を固く閉じるには、覚醒剤の強烈な薬理作用の力が必要となり、そのくりかえしの果てが依存症というわけです。

思い出すのは、ジャニー喜多川を告発した『光ＧＥＮＪＩへ』（データハウス、１９８８年）の著者、元フォーリーブスの北公次さんのことです。彼は、フォーリーブス解散翌年の１９７９年に覚醒剤取締法違反で逮捕され、そのせいで彼の告発は「シャブ中の戯言」と一蹴されてしまいました。しかし、彼の覚醒剤使用にも私の患者と同じ背景があった可能性はないでしょうか？　もちろん、すでに北さんは故人なので確認のしようがありませんが、私にはどうしても無関係とは思えないのです。

男らしさ失格者・落伍者として

時事ネタで紙幅を費やしてしまいました。

さて、前回の手紙では、マコトから大きな（？）宿題をいただきました。曰く、

> 男らしさの病や、女らしさの病。これをぜひトシにも語ってもらいたいと思っています。「信田さよ子さんに会うと、足をギュッと踏まれているんですよ。精神的な去勢ですよ（涙）」とこの前の打ち合わせで語っていたトシに、ぜひ。

はぁ、「男らしさの病」ですか……。

確かにある時期、依存症関係の学会や研修会などでお目にかかるたびに、信田さよ子先生

から靴の先端を踏まれていました。決してぎゅっと押しつけるように踏むのではありません。羽根が落ちるようにほんのごく軽くです。それでもまあ、「せっかく昨晩、苦労して靴の先端を鏡面磨きしたのに……」と心が折れかけましたが、悪意がないのはわかっていました。ちょっと茶目っ気のある挨拶――ですから、女王さまに笑顔で足を差し出すべきところでした。

しかし、いま思い出しても不思議なのですが、そのとき確かに何かどす黒いものがむっくりと鎌首をもたげてくる感覚がありました。いや、決して怒りではなく、むしろ脅えに近い。相手がちょっと手を上に挙げるだけで「殴られる!?」と、ビクッと身構える被虐待児のように、心のなかで警戒アラームが鳴り響く感じというか。あるいは、これが、精神分析でいう「ヴァギナ・デンタタ」(Vāgīna dentāta:「歯の生えた膣」)的な去勢恐怖なのでしょうか……。

思い当たる節がないわけではありません。

思春期の頃、私の男性性というのは、脆弱な基盤の上でぐらぐらしていました。今でこそわりと身長がありますが、私は身長が伸びるのが同級生よりも遅く、中学生の頃まではクラスでは小柄な方でした。加えて、痩せて貧弱な体軀で、ものすごい運動音痴でした。昭和の終わり頃、湿布薬『ハリックス55』のテレビCMで、元力士の荒勢さんに俳優の小倉一郎さんが、痩せた肩にバシッとハリックスを貼られてよろめくシーンがありましたが、まさにあんな感じの少年でした。

性的にもオクテでした。思い出すのは、中学1年生、私は同級生のちょっと不良っぽい感じの女子たちから性的な冗談でよくいじられていたことです。あの年代って女子の方が身体も大きいですが、特にその子たちは大柄で心身ともに早熟で、当時の私には、巨大な壁からぬっと顔を覗かせる「超大型巨人」のように感じられたのでした。

あるとき彼女たちから「〇〇やってる？」ってニヤニヤ笑いながら尋ねられたことがあります。「〇〇」がどんな言葉であったのか、ちゃんと聴きとれなかったので記憶もしていませんが、何か性的なニュアンスを帯びた言葉であることだけは直感できました。

「やっているよね？」「えー、松本くんはやらないでしょ？」「いや、きっとやってるよ」「えー、だって〇〇って言葉、知らないじゃん」と、女子たちが互いに顔を見合わせては気味悪く頬を弛《ゆる》め、ヒソヒソと内緒話をしていたのを覚えています。

後になって、彼女たちの隠語がどうやら自慰を意味するらしいのを知りましたが、そのときには「揶揄されている」という恥辱感だけが記憶に残りました。

貧弱な体軀もよくいじられました。彼女たちのひとりが夏の半袖のワイシャツからのぞく私の細い腕を見咎め、「ほっそーい、私よりも腕が細いじゃん。超ひ弱」と声をあげ、キャハハと笑い出しました。そのまま腕相撲を挑まれ、見事に負けたのでした。調子に乗った彼女たちは、今度は、「これから一緒にプロレスしよ！」と誘ってきました。

いくらオクテでも、私だって一応は思春期真っ盛りの男子です。プロレスとはいえ、女子と身体を密着させるなんて鼻血噴出ものですが、きっと相手はそんなこと微塵も考えていない。そう思うだけで、膝を折ってその場に崩れてしまいそうな気分でした。「身体が貧弱だからこんな風にバカにされるのだ。男性としてダメなんだ」。

以来、女性による境界線侵犯にはとても神経質になりました。

ミソジニストなのかって？

そういうつもりはなくて、くりかえしますが、脅えに近い感情です。会うたびに信田先生に靴の先端を踏まれていた頃、私はすでに40代前半、押しも押されもせぬ中年でしたが、その構図には苦い思春期の記憶を賦活する何かがあったのだと思います。

他者を遠ざけるためのタバコ

ともあれ、思春期は嫌なものです。やり直せといわれても、絶対に願い下げです。

それにもかかわらず、私のなかにはいまだに「思春期」が存在します。決して声高な自己主張はしませんが、内面の漆黒を凝視すると、あたかも海底にうずくまる深海魚のように、闇のなかでグロテスクな眼球をぎょろつかせている。

思えば、思春期の頃、私は自分のキャラ設定や人との距離感に悩んでいました。なにしろ、無趣味な男です。テニスもスキーもせず、野球やサッカーの観戦にも関心がない。もちろん、アイドルにもアニメにも興味がなく、囲碁や将棋も弱く、麻雀に至ってはルールすらわからない。これでは、異性はおろか同性との雑談すらままなりません。天気の話から先の話題がないのです。

しかし、ひょんなことから私はロールモデルを発見し、生きるのが少しだけ楽になりました。それは、高校に入学して、友人から勧められたタバコに火をつけ、煙を吐き出した瞬間、つまり初めてタバコを経験した時のことです。脳裏に、『ルパン三世』の次元大介と、『ムーミン』のスナフキンのイメージが浮かんできたのです。二人には共通点がありました。二人ともニコチン依存症（次元は紙巻きタバコを、そしてスナフキンはパイプを愛好していました）であり、帽子を目深にかぶって人との交流から少しだけ距離を置いています。

なるほど、タバコやパイプを口に咥《くわ》えた姿は、「赤ちゃんコスプレをした口唇期固着おじさん」さながらの醜悪さかもしれない。それでも、吐き出す煙は煙幕となって自分を隠し、他者との境界線を引き、他者と親密にならずに一人で過ごすことに言い訳を与えてくれるのです。

私にとって、これはメリットでした。次元・スナフキンばりに無愛想なインターフェースがあれば、誰も恥辱的な猥談やプロレスの誘いを持ちかけない。私はタバコを気に入り、すぐさま生きるうえで手放せないものになってしまいました。ああ、これが、私なりの屈折した「男らしさの病」の表現型のようです。我ながら相当な「陰キャ」だと改めて呆れますが、これくらいで宿題コンプリートとさせてください。

担当編集Fより

女性が「男性が女性に怯《おび》えている」という言説に触れる機会は多くありません。それは、そもそも男性が「弱さ」を見せることを良しとしない風潮がこの社会に蔓延していることと関係するのでしょう。また、大人になってからの男女は、肉体的にも経済的にも男性が女性より優位に立つことが多いです。ましてや大学の教員であるマコトさんとお医者さんであるトシさんは、ステータスだけからいったらまさに「強者男性」然としており、「弱さ」とは無縁であるような思われがちです。

しかし、私はこの連載を担当する間に驚くべき経験をしました。プライベートのXアカウントでジャニーズの会見の井ノ原快彦氏の発言を批判したところ、思いがけず拡散され、多くの女性の〝ジャニオタ〟から大量の二次加害のリプライを受け取ったのでした。

曰く「被害を訴えている人は金目的」「彼らによってジャニーズの評判が不当に落とされている」「訴えている被害に遭った後に、あんなに笑って話せるわけがない」……など。それらは伊藤詩織さんの訴えや#MeTooのムーブメントにおいて、性被害のサバイバーの女性たちが繰り返し投げかけられてきた言葉です。それを「男性の性被害」となると「女性」が口にすることにショックを受けました。しばらくして2023年10月、ジャニーズ事務所による性加害を訴えた男性が自死した、というニュースが報じられました。第三者の私ですら、気分の悪くなるような言葉の数々、当事者たちはどのような思いで受け止めていたでしょうか。

もちろん男性が「弱さ」を持ちうること、男性にも性被害体験がありうることによって、女性の被害が相対化されることはありません。「どっちもどっち」という言い募りは、双方の痛みを無下にする、雑で、冷笑的な議論です。とはいえ、これまで繰り返し強調されてきたように、「依存症」の背景には「痛み」が存在すること、そしてその「痛み」の正確な理解を阻むものに、ジェンダーバイアスが存在しうることは、支援にあたって強く留意しておくべきことといえるでしょう。

13

自己開示への障壁と相談できない病

横道誠

2023年9月25日

トシ、ありがとう。トシに原稿を依頼された『「助けて」が言えない　子ども編』(松本俊彦編、日本評論社)が無事に刊行されて、喜んでいます。この記事を書いているいまは9月の終わり頃、とんでもなく暑い夏がじわじわしぼんできてうれしい思いもあるけど、私には冬季鬱(冬ごとにかかる季節性の鬱状態)があるから、戦々恐々としてもいます。若い頃は、クラスメイトに「おまえ、プロ野球のシーズンだけ元気やなあ」なんて言われていました。3月からだんだん元気になって春、梅雨、夏、台風の季節くらいは安定するけど、11月あたりにメンタルがガクッと悪化。晩秋から冬の終わりまでは心が冬眠状態に入ってしまうわけです。

「生産性」のある活動への依存

その不安に怯えつつ、今年はバリバリと仕事をしました。今年は、いまの時点で単著5冊と編著2冊を刊行済み。年内にまだ数冊単著や共著を刊行する予定があります。夏休みの2ヶ月は、3冊分の単行本の第1稿と学術論文2本を書くことができました。今年刊行した本のうち、1冊は博論をもとにした10年がかりのグリム兄弟研究、別の1冊も5年がかりの村上春樹研究だから、2023年は私の研究人生のなかで「キャリアハイ」だと思います。

私は結婚していなくて、子どももいないから、余計に執筆に力が入ってしまうんですね。じぶんの考えを詰めこんで、それを世に送りだせば、誰かの心に残っていく。数十年後にも誰かが読んでくれるかもしれない。そうしたら、じぶんの精神的遺伝子が後世に伝わっていくということになる。

加えて言うと、40代半ばに入って、性欲がガクッと落ちてきたので、じぶんが肉体的になかばインポテンツになっているのを残念に思い、せめて精神的にインポテンツでないようにしようと思って、「生産性」のある活動に耽ってしまうという背景もありそうです。ここにはアディクション的な気配がありそう。

思えば不思議です。私は自慰をすることに関しても、いわゆるアナニーによる前立腺刺激が好きで、妄想のなかでは男性として男性に犯されたり、女性になって女性に愛撫されたりする「受動的」内容を好むし、男が妊娠できたらおもしろいと思っていて、つまり「受胎力」のようなものに憧れがあるのに、実際にはじぶんに備わっているのは女性器でなくて男性器なので、結局はじぶんの「勃起力」の低下にクヨクヨしてしまう。性の問題とはつくづく因果なものです。子どもを欲しいと思う気持ちは、昔からかなり小さいのですが、じぶんの「射精力」の浮き沈みにそわそわする。

トシとの往復書簡、第1回は事前の打ちあわせのあと、2時間くらいで納品したことを覚えています。そのあとも基本的には編集者の藤澤さんを介してトシの返信を受けとったら、原則として私からの返信は即日納品、遅くとも翌日納品を貫いてきました。それも「書くことまでインポになったらどうしようか」という不安に裏打ちされているわけですね。このインポテンツ問題が、私にとって最近の懸念のひとつです。

暗い気分を拭いさるために、積極的に食べたり酒を飲んだりするわけですが、3週間ほど前にコロナウイルスに感染してしまって、飲み食いにも支障が出ました。感染した場所は精神科のクリニックだと思います。待合室にいるとき、フッと鼻の奥に違和感が生まれました。

それから数日で高熱が出て寝込んでしまい、当初は「風邪かな？」と思っていたのですが、急に何を食べても口のなかが漢方薬のような味わいになって、「ああコロナ感染か」と気づいて、内科を受診しました。

その数日のあいだ、なにもかもが漢方薬風味と化して、食べ物はまるでおいしくないし、酒も味はするけど、おいしさが脱落してしまった。私は病気になっても酒を飲みます。18歳のときに酒を飲みはじめてから、44歳の現在に至るまで休肝日はほとんどありません。そんなわけなので当然のようにコロナ陽性でも服薬しつつ酒を飲むわけですが、おいしくないのが、悲しくて悲しくて。そんな事情からこの9月はすっかりくさくさしてしまいました。そうやって気落ちしながら、著書や論文をバリバリ書きつづける日々でした。

トシが前回、「アルコールは、すべての精神作用物質のなかで最も他害的行動に関係する薬物だってことはもっと広く知られるべきです。日本は、薬物には異様に厳しい反面、アルコールにあまりに寛容すぎます」と書いていたことには、すなおに同意します。私もアルコール依存症の治療に初めて通う前は、日常での私的発言といい、メールなどでの書き方といい、しばしば加害的だったと認めざるを得ません。休職することになって、発達障害とアルコール依存症の診断を受けて、じぶんのやっていることが「じぶんらしい自然な振るまい」というよりも、むしろ「精神疾患的なもの」だと気づくことで、ふだんの言動を大幅に修正することができました。ですから精神科の診断というのはとてもありがたいものだなあと思うんです。

国際的観点から見た日本の問題

トシが書いていた日本大学の学生による大麻使用の問題。私も同じ観点からXで不満を投稿したりしていました。「違反薬物」に手を出したら、公開処刑されて当たり前という社会通念のグロテスクさ。被害者がいる問題でもないのに、謎すぎて仕方ありません。他方で、実質的な犠牲者がいるジャニーズ性加害問題なんかに関しては、事務所の力が強大ということで、マスメディアの報道は恐る恐るという感じになってしまう。バランスを欠いているとしか思えないです。母国のメディア状況が恥ずかしい。

トシが「コロナ対策において重要なのは、感染者数ではなく死亡者数や重症患者数である」、「薬物対策も同じです。重要なのは、検挙者数ではなく、薬物使用による健康被害や交通事故、暴力事件が増えているのかどうかなのです」と指摘するのにも、まったく同感です。その観点から考えたら、たしかに多くの「違反薬物」は従来のイメージ以上に危険性の低さが、そしてアルコールに関しては、危険性の高さが再認識されるべきなのでしょうね。実際、ほかの先進国ではそのような理解になっているわけですよね？　むかしは先進国を中心に世界中あちこちに旅行して、その経験を文藝春秋から出した『イスタンブールで青に溺れる――発達障害者の世界周航記』に書きましたが、最近は海外にもあまり行かなくなったので、状況がよくわかっていないところもあるのですが……。

昔と言えば、ちょうど海外によく行っていた頃、若い熱血教師（笑）として、私は「日本がいかに世界から浮いているか」という問題を教え子たちに訴えることに生きがいを抱いていました。

たとえばＬＧＢＴＱ＋の問題がまだ日本に入ってきていない頃に、ゼミのメインテーマを同性愛の歴史にしたことがあります。そのときは、「横道先生は授業中にゲイとかレズビアンとかいう言葉を連呼して、それはセクハラじゃないんですか」と疑問をぶつけられたりしました。日本でＬＧＢＴＱ＋が議論になる前だったので、多くの学生には「ゲイ」とか「レズビアン」という言葉で、「ベッドシーン」「性行為」のイメージしか湧かなかったのだと思います。

ほかには、まだ日本のＧＤＰが世界第２位だった頃に、「これから10年以内に中国の経済力は日本を上回ると言われている」と授業で説明して、学生たちから「そんな話は聞いたことがない。中国は日本より経済力がずっと小さいはずだ」と不満を言われたこともあります。実際には、そのようなことを授業で話してから2年ほどで、中国のGDPが日本のGDPを抜いたというニュースが報道されました。

私が仕事としてドイツ文学やヨーロッパ文化について教える授業をやっていて、国際的観点から見た日本の問題点について口にしてきた経験が多いからこそ、私はトシが語るアルコールや薬物に関する提言に共鳴してしまうんだなと思います。さすがに大学で、「日本も大麻を解禁すべきだ」とか「アルコールへの取り締まりを強化すべきだ」と主張したりはしないのですが。

ジャニーズのことも、10年くらい前に授業で説明したことがありました。ジャニー喜多川が裁判で敗訴して、性加害問題で有罪になったのに、日本のマスメディアはほとんど全面的に黙殺している、そしてその日本社会の「病理」について海外のマスメディアはバンバン報道していると解説したんです。ジャニーズの男性芸能人を愛する女性学生は非常に多いですから、その回の授業はかなり不評に終わりました。

最近では、そういう「海外から見た日本」の話を以前ほどやらなくなったのですが、それは海外旅行をあまりしなくなったからという事情もあるし、月日が流れて教え子たち（学部生の授業だけを担当しているので、ほとんどは18歳～22歳）と年が離れてきて、彼らを煽るのがなんだか可哀想になってきたという事情もあるし、あるいは発達障害の診断を受けて、じぶんの「尖ってるところ」は自閉スペクトラム症の特性に原因があるとわかったので、それをあからさまに見せるのに羞恥を覚えるようになったという事情もあるし、といった感じです。

パンツを脱いだトシに敬礼

ところで、私からの「大きな宿題」を果たしてくれて、ありがとう。そういえばトシとじかに顔を合わせたことがまだ一度もないから、業界（？）で噂の的になっているトシの靴について私はあまりよくわかってないんですよね。たしかトンガリ靴を履いていて、それがトシのトレードマーク的なものになっているんでしたよね（第三者から曖昧に聞いた話なので、ぜんぜん違っていたらすみません）。それを信田さよ子さん（ノブちゃんと呼ぶことにしましょう）がそっと踏んで、ソフトな嫌がらせをしていると。このノブちゃんとトシとの逸話について、前々回は思いきって書いて良かったです。「おい横道、オフレコの話を公にするよ！」とトシから叱られたらどうしようかと心配してました。心配だったらやめておけば良いのですが、私にはＡＤＨＤがあるから、そういう「言っちゃいけないこと」をつい口にしてしまうのです。ノブちゃんの「ヴァギナ・デンタタ」（歯の生えた膣）がトシのトンガリ靴を去勢する。怪獣大戦争みたいで愉快な光景ですよね。ノブちゃんがトシに噛みついている映画風のポスターでも作って、今度ふたりが対談などする機会があったときに、会場に貼ってみると良いのではないでしょうか。

トシが子どもの頃に、クラスの女子たちから境界線を侵犯されていた物語、マンガになってほしいくらい情景があざやか。子どもの頃は女子のほうが体も心も成長が男子より早いので、怖い印象があったというのは、よくわかります。私もやっぱり女性が怖かったです。トーベ・ヤンソンの『ムーミンパパ海へいく』という作品に、思春期を迎えた主人公のムーミントロールがファム・ファタール（運命の女）的な「うみうま」たちに「太っちょのウニちゃん」とか「タマゴダケぼうや」とか――畑中麻紀さんの新訳（講談社、２０２０年）では「太っちょのナマコちゃん」と「まるまるきのこぼうや」になっています――声をかけられて（「いじり」ですね）、ムーミントロールがドギマギするという場面があるのですが、私はこの本をちょうど小学生の思春期の頃に読んで、クラスの女子たちのおとなびた様子を連想しながら、そわそわするような思いになったものです。

とりあえず、トシがデリケートな記憶について書いてくれて、なんだか安心しました。最初の打ちあわせのときから、トシは「横道さんがどんどんパンツを脱いで自己開示するのに、僕は逃げまわってばかりで、いつまでもパンツを脱がないじゃんって、非難される連載になるんじゃないか」と苦しそうに顔を歪めていたので、私もトシになんかしら自己開示してもらいたいと誘い水を向けたのでしたが、トシはちゃんと応えてくれました。今後、さらにパンツを脱いでくれたら、さらなる感動が巻きおこると思うのですが、私は自助グループの主宰者なので、「自己開示は、じぶんのペースで、無理のない範囲で」としか言えません。

私はじぶんの著書で新刊を出すたびに少しだけ自己開示を進めるという作業をやっていて、つまり執筆自体も一種の自助グループ活動のようなものだと思っているんです。最近トシにも献本した『解離と嗜癖——孤独な発達障害者の日本紀行』（教育評論社、2023年）では、子どもの頃の万引き癖や、若い頃に西成の飛田新地で整形美女たちによる性風俗サービスにハマっていたことを書きましたので、そろそろ私も脱ぐパンツがなくなってきた感じがします。ペニスが小さいこととか、セックスがヘタクソなことは、『ひとつにならない——発達障害者がセックスについて語ること』で書いてしまったし……。

薬物に関する気の利いた話題があるといいのですが、大麻や覚醒剤とは「ニアミス」で終わりました。ドイツのベルリンに住んでいたときに、全ヨーロッパ的に有名なナイトクラブに行って、電子音楽の爆音に包まれながら瓶ビールをラッパ飲みしたり、体を揺らしたりしていると、「興味ない？」と薬の売人が来たことが何度もあったんだけど、臆病なので手を出さず仕舞いになりました。オランダのアムステルダムに行ったときに、「コーヒーショップ」と呼ばれる大麻の売店を何度も見かけたけど、なんだかチョコレートを連想させるような甘ったるい大麻の匂いを甘いもの好きでもある私は「好みかも」と思いつつ、やはり怖がりだから試さないままになってしまった。

私はタバコをいっさい吸わないけど、それもやはり「肺ガン」のイメージが怖いからというのは大きいです。結果として酒を飲み、たくさん食べ、(依存症の範囲かどうか微妙だけど) 性欲処理をすることなんかに、アディクションが向かってきた。でもトシが言うように「アディクションの対象として最悪なのは「アルコールという薬物」なのだろうから、私がやっていることは「ハームリダクション」の立場からすると、機能してないってことなんだよね。私も酒を絶って、代わりにタバコに入門しようかな。

そういえば、トシがスナフキンと次元大介のことを書いていて、意外でした。トシはオタク的な印象がない人だけど、やっぱりマンガやアニメのプレゼンスって、現代の日本ではとても大きいんだね。私も酒には肯定的なイメージがあったのを思いだします。私の場合は、酒豪の天才打者が南海ホークスで活躍する『あぶさん』とか、同様に大阪に対する地元愛を楽しむことができた『じゃりン子チエ』に出てくる酒好きのおじさんたちとか。

でも基本的には、父親がアル中気味で、自宅でひっきりなしに飲んでいたのを見ていたのが、やはり決定的だと思います。アダルトチルドレン（アルコール依存症者の親のもとに育った子ども）は、成長後しばしばじぶんもアルコール依存症者になってしまう。子が親の悪癖を嫌だなあと思っていても、親の習慣はしばしば子の常識を歪める形で継承されますもんね。私もそのパターンにハマってしまったわけです。親のせいばかりにするのはちょっと後ろめたいけれど。

相談できない病

ところでつい2日前に、ジュンク堂書店池袋本店（オンライン配信あり）で開かれた東畑開人さんの新刊『ふつうの相談』（金剛出版）刊行を記念したトークイベント「なぜ相談ができないのか?」をリアルタイムで視聴したんですよ。トシと東畑さんの軽快な対談が、非常に心地よかった。『機動戦士ガンダム』でいう「ニュータイプ」同士のコミュニケーションのような以心伝心ぶり。『ガンダム』みたいにふたりのおでこからピキピキピキッと電光みたいものがほとばしっているかのようでした。

それでトシが『「助けて」が言えない』の編者にもかかわらず「じぶんでは助けてって言えない」「相談するのが苦手」と口にするのを見てました。「否定されたり、正論、説教を言われたりする場では癒されないし相談できない」、「頼んでないのに自説をぶたれて相談できない場合がある」ともぼやいてましたね。

それを聞いて、なんだか我田引水ですけれども、自助グループってやはりすばらしいものだなと思いました。自助グループは、相談者を否定しないルールが設定されている場ですからね。「アノニマス系」には「言いっぱなし聞きっぱなし」があるから、感想や意見や質問だけでなく、批判や否定的発言が封じられている。私がやってるグループでも、独自にグラウンドルールを設定しています。

じぶん自身で、共に
診察・カウンセリングとは別物
傾聴
守秘義務
入退室自由
じぶんにも他人にも優しく

他者を否定しない
説教しない
助言は提案として

「じぶん自身で、共に」は、浦河べてるの家のスローガン。参加者各自がじぶんの問題はじぶんで背負うことで、問題を処理しやすくなるから、積極的にそのようにしましょうということ。同時に、この場には同じように苦しんでいる仲間が集まっているから、仲間の力は遠慮せず借りましょうということです。

「診察・カウンセリングとは別物」は、私たちは当事者仲間にすぎないので、言いたくないことは言わないで、まったく問題ないということです。

「傾聴」は、文字どおり他者が話しているときは、できるだけちゃんと耳を傾けましょうということ。他人の話が、じぶんの問題を解決する上で大きなヒントになることは、とてもよくあることです。

「守秘義務」は、自助グループはたいていそうですが、ミーティングで聞いた個人情報は他言無用、ＳＮＳなどに書きこむのもやめましょうということ。一般的な情報や経験にもとづいた知恵などは、自由に活用してもらって大丈夫です。

「入退室自由」は、ミーティングの途中で気分や体調が悪くなることもあると思いますから、出入りはいつでも自由にしてくださいということ。

「じぶんにも他人にも優しく」。悩み事を抱えていると、じぶんに厳しいとか、他人に厳しいとかいうことが起こりがちだけど、そうやって良いことはほとんどないので、じぶんにも他人にも優しく接しましょうということ。

「他者を否定しない」と「説教しない」は、かんたんに理解できると思います。

「助言は提案として」。助言を求められる場面も多くありますが、高圧的な印象を与えないように、「あくまで私なりの提案ですが」と低姿勢で語るようにしてほしいということ。

こんなふうなグラウンドルールを敷いて、私はじぶんが主宰する対話型の自助グループをやっています。自助グループというのは、同じような悩みを共有する人同士で集まるから、「ここで話しても理解されないんじゃないか」「ひどいことを言われるんじゃないか」という不安から解放されやすい場だと思います。その安心安全な性質を強化するために、グラウンドルールが機能する。

それで、もうひとつ大事なのは、東畑さんとの対談でやはりトシが言っていた「わかるよっていうのは、いちばんよろしくない。わからないからこそ、真剣に耳を傾けられる」という問題提起。アノニマス系みたいに「言いっぱなし聞きっぱなし」だと、その問題はクリアできていますね。よけいな応答をいっさいカットするわけだから。私がやっているような対話型の自助グループだと、上に書いたグラウンドルールの「じぶんにも他人にも優しく」「他者を否定しない」「説教しない」「助言は提案として」などの項目が規制をかけることによって、「わかった気になった発言」を阻止することができます。

ですから、東畑さんとトシの対談テーマ「なぜ相談ができないのか？」へのマコトからの回答は、「自助グループに行けば良い」なのでした。

14

ふつうの相談、トー横キッズが集える場所

松本俊彦

2023年10月18日

ヘイ、マコト。

東畑さんとのジュンク堂でのトークイベント、視聴してくださっていたのですね。

彼は、「平成のありふれた心理療法」というネーミングで、わが国における現実的な心理療法について語っています。これは、いくつもの学派・流派の学び、修得した技法を背景に持ちつつも、様々な現場の事情や文化に応じて変形し、日本流に融合・折衷させられた、非特異的な心理療法、「無印良品」的ふだん使いの相談スタイルのことです。

この変化のプロセスは東畑さんが辿ったものであったんだろうなと勝手に思っています。自らの様々な心理療法を学び、なかでもユング派の精神分析に惹かれつつも、臨床に揉まれるなかでその境地にたどり着いたのでしょう。さら

にそこから、心理療法が根源に持つ力の由来を深掘りすべく、臨床心理学から医療人類学へと舵を切ったところが、彼のすごいところです。

私自身も少し東畑さんと似たところがあるかもしれません。治療プログラムそのものよりも、プログラムの隙間や余白に生じる、非特異的なつながりを重視する立場です。

恥ずかしながら私は、若き日に精神分析に憧憬の念を抱き、ちょっとだけその世界に足を踏み入れかけたことがあります。しかし、せっかちな私はその徒弟制的なヒエラルキー構造、そして何より費やす時間と金額の膨大さに絶望し、挫折した経緯があります。

その後、一夜漬け的な勉強で認知行動療法ブームに便乗して依存症集団療法「ＳＭＡＲＰＰ」[*1]を開発し、実践してきました。最初はやや原理主義的にトリガーを同定し、対処スキルを修得する、という手続きを重視していたのですが、まもなく考え方が変わりました。というのも、参加する薬物依存症患者が一番楽しみにしているのは、ワークブックに取り組む時間ではないことに気づいたからです。彼らが最も楽しみにしているのは、自身の近況や心境について報告するチェックインの時間帯、いや、それどころか、プログラム前後の雑談をしている時間だったのです。

もしかすると、同じことは自助グループにもいえるかもしれません。たとえばコロナ禍ではオンラインのミーティングが次々と立ち上がりました。そのメリットやアクセスしやすさ、それから感染リスクの少なさは大いに評価すべきですが、他方で、これまで対面ミーティングを利用してきた当事者には一抹のさみしさがあったといいます。

「オンラインだとログオフした瞬間にひとりぼっちになってしまう。リアルだったら、ミーティングの後、仲間とおしゃべりしながら最寄りの駅まで歩いたり、あるいは、寄り道してお茶をする、ときにはラーメンを食べたりするのに……」

こうした「フェローシップ」といわれる余白の時間が重要という人たちは少なくありません。

要するに、プログラムという構造物は、雑談という非定型・無構造な余白を作り出すために必要悪として準備された、一種の「枷《かせ》」です。たとえるならば、「学校生活における休み時間や放課後が楽しいのは、授業という息苦しい時間があるから」といった感じでしょうか。

ちなみに、精神科診察にも同じことが当てはまるのかもしれません。私は担当患者が多く、恥ずかしながら一人ひとりの診察に時間を割くことができません。でも、患者たちも馴れたもので、待合室での患者仲間同士で主治医に関する、「今日の松本、なんか疲れ気味みたい」という噂や、「松本、全然話聞いてくれねえ」という悪口で盛り上がって、いくらか癒やされているような気もします。まあ、こんなことをいうと、患者から「開き直るな」と怒られそうですが。

「ふつうの相談」ができなかった薬物依存症治療

ところで、少なくとも医療に限っていえば、かつて薬物依存症治療の現場は、気軽に「ふつうの相談」ができる場所ではありませんでした。

いまから四半世紀前、私が依存症業界に入った当初、薬物依存症関係の学会は、もっぱら「オシッコ」の話で持ちきりでした。事情を知らない人が学会場を訪れたならば、「ここは泌尿器科の学会?」と当惑したことでしょう。

なぜオシッコの話なのか。それは、患者の尿中から違法薬物成分が検出された場合、その結果を警察に通報するか否かという議論で盛り上がっていたからです。当時、覚醒剤依存症の通院治療では、毎回の診察のたびに尿検査を行い、もしも覚醒剤反応が陽性になったならば、「尿検体を持って警察に自首すること」という誓約のもと通院治療が行われていました。

いま思うと馬鹿げた話です。「薬物依存症は病気です」と喧伝しながら、それと同じ口で、その病気の症状――「ダメだとわかっていてもつい薬物を使ってしまう」――が悪化したら、治療の埒外へと追い出し、「官憲に売り渡す」わけです。完全に二枚舌ですよ。

おかしな時代でした。そもそも、医師の守秘義務が医師法ではなく「刑法」という重い法律によって定められていることを考えれば、答えはあまりにも明白でした。少なくとも精神科医が、よってたかってオシッコをめぐって大論争なんてあり得なかったはずです。

もしも私がこの業界に対していくばくかの貢献があったとすれば、それは、精神科医たちの「尿に対する病的な固着」に終止符を打ち、「ふつうの相談」ができる気運を高めたことです。実際、私が開発したSMARPPというプログラムの本質は、ワークブックでもマニュアルでもありません。患者が「また使っちゃった」という告白を「ウェルカム！」の姿勢で迎えること、治療の場を「安心して失敗を語れる場所」「シャブを使いながら通院できる場所」にすることです。その必要性を公言し、普及したことが、SMARPPの意義だと思っています。

市販薬乱用——精神科医の勝ち目なき戦い

回顧録風の昔話が続きますが、この20年間、薬物依存症の臨床現場はめまぐるしく変化しました。前半の10年では、まずおっかないヤクザまがいの患者が激減し、覚醒剤などの違法薬物の患者の高学歴化が見られました。後半の10年では、処方薬や市販薬などの医薬品の依存症患者が増えました。いまや薬物依存症外来を訪れる患者の半数は、医薬品という「逮捕されない薬物」「取り締まれない薬物」で困っている人たちです。

市販薬乱用・依存の患者は、よい意味で従来の「断薬」を目標とする依存症治療を壊してくれています。というのも、そうした患者の多くは快感を求めて薬物を使っているのではなく、もともと存在する心理的苦痛に対処するためにそうした薬物を使用しているからです。

そこで私は次善の策として、市販薬が担う機能を正当な精神科薬物療法で置き換えようと試みるわけですが、これが容易ではないのです。

乱用されている鎮咳《ちんがい》薬や感冒薬には、メチルエフェドリンという覚醒剤原料（気管支拡張作用があります）とアヘンアルカイド系麻薬（以下、オピオイド）であるジヒドロコデイン（鎮咳作用があります）が含有されています。ぶっちゃけていえば、コカイン・ヘロインのミックスみたいな感じです。依存性がないわけがない。

特にジヒドロコデインはやっかいです。依存性が強く、すぐに耐性を生じて、当初と同じ効果を維持するためには、使用量や使用頻度を増やす必要が生じてしまいます。

それだけではありません。オピオイドは孤立感を緩和し、「一人じゃない感じ」「さみしさが紛れる感じ」を体験させている可能性があります。実は、オピオイドは私たちの脳内にも存在し、精神活動において様々な役割を担っているのですが、健康な人にナロキソンというオピオイド作用を阻害する薬剤を投与すると、主観的な「他者との断絶感」が強くなるそうです。

おそらくそのせいでしょう。市販鎮咳薬・感冒薬を連日大量に摂取している患者がいきなり自力で断薬すると、急激に気分が落ち込み、ときに自殺願望に苛まれることがあります。それが、紀元前4000年の石板に「愉楽の植物」と刻まれたケシの実――オピオイドなんです。

当然ながら、こうした市販薬に負けない精神科治療薬など存在しません。患者は処方薬より市販薬を選び、私たち精神科医は敗北し続けます。それで結局、性急な断薬治療は諦めて、当面は、ゆっくりと減らす、あるいは、これ以上増えないようにする、さらには、少しでも安全に使用する……という目標でいくしかありません。まさにハームリダクションですね。

規制や脅しではダメ

最近、私が気になっているのは、現在、政府が考えている市販薬規制のことです。仄聞《そくぶん》したところによれば、政府の委員会では、ドラッグストアに市販薬オーバードーズの「恐ろしさ」を強調したポスターを掲示したり、マイナ保険証で履歴を確認したり、未成年の場合には身分証明書の提示を求めたり、さらには、くりかえし購入する者には定期的な監視・指導をしたり……といったことが議論されているようです。

これって発想が完全に「マトリ」的です。

私はこうした規制に懐疑的です。もちろん、市販薬製品1箱に含まれる錠剤数を少なくする、あるいは、壜《びん》売りをやめてすべてPTPシート形式で販売したりなど、製薬メーカー側が過量服用防止策を講じる必要はありますが、これらとてしょせんは枝葉の対策に過ぎません。

忘れてはならないのは、子どもたちは決して快感を得たくて市販薬を乱用しているのではない、ということです。苦痛を一時的に緩和したり、困難を解消したり、なかには、それこそ「消えたい」「死にたい」という気持ちを紛らわすために過量服薬している子もいます。なるほど、市販薬乱用が長期的には自殺の危険因子であることは確かですが、皮肉にも、「いますぐ死ぬ」のをほんの少しだけ延期するという意味で、短期的には自殺に対して保護的因子となってもいます。

この状況で販売規制だけをしても、子どもたちの命は守れないでしょう。むしろ市販薬を過量服薬せざるを得ない心理的苦痛や現実的困難を解決すべきです。また、ドラッグストアに提示すべきポスターは、「市販薬乱用の恐ろしさ」を誇張して脅すのではなく、様々な生きづらさに関する相談窓口の情報を掲示すべきでしょう。

私が危惧するのは、規制強化によって問題が地下に潜行したり、より危険な物質が乱用対象となったりする可能性です。意外に知られていませんが、市販薬乱用エピデミックは、皮肉にも２０１４年にメチルエフェドリン・ジヒドロコデイン含有「鎮咳薬」の販売個数制限を開始した後から一気に拡大しています。それ以降、子どもたちは、同じ成分を含有しながらも販売個数が制限されていない「感冒薬」を乱用するようになりました（そちらの薬剤の方が実は価格的にお得です）。しかしこの感冒薬には、肝毒性のある成分が含まれていたため、過量服薬をくりかえすなかで重篤な肝機能障害を呈する子どもも出てきました。

こうした事態を受けて、２０２３年4月からこの感冒薬もようやく販売個数制限の対象となりましたが、「ときすでに遅し」でした。というのも、乱用者のあいだではブームはすでにメチルエフェドリン・ジヒドロコデイン含有製品から別の製品へと移っていたからです。いま子どもたちが夢中になっているのは、デキストロメトルファンという鎮咳成分が含有される市販薬です。

このデキストロメトルファン、確かに依存性はジヒドロコデインよりも弱いですが、大量摂取すると幻覚薬ケタミンと類似の薬理作用を発揮し、幻覚を惹起します。また、柑橘系果汁との相互作用で、予期せぬ血中濃度の上昇を起こし、すでに死亡事例も発生しています。

一般に薬物規制をむやみに強化すると、闇市場が繁盛するとともに、以前よりも危険な薬物が流通するようになります。1920年~33年に米国で実施された禁酒法がそうでした。その時期、短時間の隠れ飲みで十分に酔えて、しかも輸送効率もよいことから、流通するのはもっぱらアルコール度数の高い蒸留酒となりました。また、ギャングたちが密造する酒なので品質にも大いに問題があり、有害な工業用アルコール含有製品が出回ってしまったのです。

今日の北米におけるオピオイド・クライシスもそうです。最初は、製薬メーカーの不適切な広報・営業によりオキシコンチンという処方薬オピオイドから拡大しはじめ、オキシコンチンの処方規制を行うと、依存症に陥った人々はやむなく違法なヘロインを乱用するようになりました。さらに、違法ヘロインの取り締まりを強化すると、今度は、再び処方オピオイドそれもヘロインの50倍もの強さを持つフェンタニルへとエスカレートしていったのです。

実は、わが国もすでに同じ失敗をしています。危険ドラッグ対策がそうです。最終的には販売店舗を一掃して鎮静化に成功したものの、そのプロセスでは、規制強化を進めるたびに、危険ドラッグ使用による死亡者数や交通事故被害者が増加していきました。同じ轍《てつ》を今度は市販薬で踏まないことを願うばかりです。

幻覚薬、神話、新しいコミュニティ

医学の常ではありますが、「正しい」とされる知見は時代によって変遷し、真実は後の時代にならないとわかりません。最近、マジックマッシュルームに含まれる幻覚成分シロシビンが未来の依存症治療薬として注目されています。このシロシビンは、使用下での自動車運転事故や自殺行動などが発生し、わが国では２００２年に「麻薬」として規制対象に定められています。

幻覚薬を用いて依存症の治療なんて本末転倒では⁉　私はそう思いましたが、いくつかの予備的研究を見て、頭ごなしに否定はできないかもしれないと考えはじめています。

幻覚薬による依存症治療という発想は、北米のネイティブ・アメリカン（いわゆるアメリカ・インディアン）の呪術的医療がヒントになっています。白人たちに先祖から受け継いだ土地を奪われ、保留地という狭苦しい土地に押し込められて、自分たちの生活様式と母語、呪術的医療を否定・剝奪されるなかで、ネイティブ・アメリカンの多くがアルコール依存症に罹患しました。

そこで、彼らは、自分たちのコミュニティの中で自分たちの伝統医療にもとづいた治療をはじめました。それは、サボテンから作ったペヨーテという幻覚薬（主成分はメスカリン）を用いた精神変容体験を起こし、その神話的体験を契機として依存症者本人と家族から構成される相互扶助的コミュニティによる支援を展開したのです。

不思議なことに、これってＡＡ誕生のエピソードと見事に符合します。アルコール解毒のために最後の入院をしていたビル・ウィルソンは、「ホワイトライト」――部屋が真っ白になってビル自身が山の頂上に立っている――体験をし、これ以降、断酒に成功します。実は、この体験は、担当医シルクワース博士がアルコール離脱効果を期待して投与した、ベラドンナ・アルカロイドによる幻覚体験だったといわれています。

決して「断酒・断薬には幻覚が必要」といいたいのではありません。しかし、幻覚体験を通じた精神内界の脱構築体験が個人史における「神話」となり、それを核としてこれまでとは異なる新しい生き方、新しいコミュニティ形成を可能にするように感じられるのです。

ふと思いあたることがあります。

すでに述べたように、オーバードーズをくりかえす子どもたちは、最近ではデキストロメトルファン含有市販薬を好んでいます。実際、歌舞伎町トー横界隈に行くとわかりますが、路上のそこここにその市販薬の空箱——妖しい紫色の箱です——が散乱しています。

正直、依存症専門医から見ると、なぜいま子どもたちがデキストロメトルファンに夢中になっているのか、にわかには理解しがたい点があります。従来乱用されてきた鎮咳薬や感冒薬に比べると高価なうえ、何を期待しているのか判然としません。旧来の乱用薬が含有するメチルエフェドリンやジヒドロコデインといった成分は、落ち込んだ気分や意欲を引っ張り上げたり、不安に脅え焦燥に悶える心を安定化させたりと、薬物への期待する効果がわかりやすいです。ところが、デキストロメトルファンの効果といえば、なんと「幻覚」です。

一体どういうことなのでしょうか？

ここから先は私の妄想です。もしかすると子どもたちは無意識のうちに、ネイティブ・アメリカンのペヨーテ儀式のようなコミュニティ再編を目指しているのかもしれません。それは、先日、トー横界隈を散策しながら、そこに集まる子どもたちを観察した際にふと思いついたことです。

不思議な空間でした。明らかに市販薬過量服用による酩酊状態にある子ども、あるいは、仲間と市販薬の錠剤をシェアし合う子どもの姿をちらほら見かけました。しかしその一方で、子どもがしばらくそこに立っているといろんな人が声をかけてきて、仲間のネットワークがあっという間に広がっていくのです。また、10代の子どもが路上にしゃがみ込んで、ホームレスの老人と話し込む場面がちらほら目につきました。わが国の各地域にかつて点在していたただろう、世代を超えたつながりの場でした。

そのとき私は確信しました。トー横に必要なのは、子どもたちが安心して集える場にすることであって、まちがっても一斉補導ではないし、ましてや、芝生やベンチに据えられた「排除アート」――芝生やベンチに寝転がることを阻む「謎の突起物」、あの、感じの悪いオブジェのことです――ではない、と。

あ、マコト、すいません。今回の手紙、なんだかぼやきのひとり言みたいになってしまいました。

＊1　SMARPP-24 物質使用障害治療プログラム［改訂版］　金剛出版
www.kongoshuppan.co.jp

担当編集Fより

先日、トー横で子どもたちの一斉補導、そして彼らが座り込めないようにバリケードの設置が行われました。

心が痛みます。彼らは夜、家にいられない事情があるからこそ、そこに集まり、仲間と繋がっているのだろうと想像できます。市販薬の過剰摂取や転売の問題はあるにせよ、彼らを補導して家に帰したところで、家族に殴られる、レイプされる、ネグレクトされる、ヤングケアラーとして困窮にあるなど、いまより過酷な現実に追い返すことになるだけでしょう。

彼らからすれば、家で過酷な環境を強いる家族も、無理解な教師も、一斉補導を行う警察官も、等しく自分たちから居場所を奪う「信用できない大人」です。彼らが「ふつうの相談」をできる場はどんどん失われていってしまいます。

子どもたちが当たり前に「ふつうの相談」ができる場所を用意するのは、本来、私たち大人の責任ではないでしょうか。

15

依存症と共同体、仲間のネットワークへの期待

横道誠

2023年10月21日

精神分析について思うこと

ヘイ、トシ、ありがとう。

トシにも精神分析に憧れを抱いていた時代があるんだね。でも徒弟制的な階層構造、費やす時間と金額の膨大さに絶望したと。功成り名を遂げた医者の青年時代の挫折の話って魅力的だなと思いました。

じつは私にとっても精神分析は身近なものでした。私はドイツ文学が専門だから、「精神分析的読解」というスタイルの作品研究にはしばしば出くわすし、なによりもともとの専門は19世紀末から20世紀前半にかけてのウィーン文化研究だったんだね。フロイトがいた時代のオー

ストリア文学を文化的関心から切りとっていくという分野。

でも私はフロイトの著作を読んでも、弟子のユングの著作を読んでも――ドイツ語で彼らの書いた主要な著作を読むというゼミや読書会にも参加していました――、思いだすのは子どもの頃のカルト宗教のことばかりでした。科学的実証に背を向けた秘教的な「真理探究」の世界。とうてい非合理な内容を、「わかる人にはわかる」という甘えた態度で共有しあって、他分野との意見交換には背を向けた人々。とても受け入れられる分野ではなかった。いまでも東畑開人さんや松本卓也さんのように、第一線級の知性を誇る若手研究者たちが、(年長者ならともかくじぶんより年下なのに！）精神分析を奉じているのを見ると、「きわめて遺憾」というコメントが出てきそうになります。実際のところ、精神分析について語りだすと、どんな知的な人々でもいきなりうさんくさくなるという印象は、いまでも変わっていません。

でも突きつめれば、哲学的な特質を帯びた言説って、そもそもそういうものなのかもしれない。たとえば私はフロイトの同時代人で、かつては非常に影響力のあったエルンスト・マッハ――音速の単位「マッハ」の由来の人――の哲学を、すんなり受けいれていました。森羅万象は「要素」の集合体で、世界は感覚と物質が融合した一元論的な世界という科学哲学。神秘主義的経験（エクスターゼ）を核にしていると思われるマルティン・ハイデガーの思想も、なんの迷いもなく「正しい」と考えていた。私に「解離」があって、心と体と外界の領域が揺れているから、すぐに「ゾーン」に入って「変性意識状態」を経験するからという事情が決定的なんだと思います。おそらく精神分析を信奉する人たちにも、なにかそういうプライベートでパーソナルな問題、心身感覚の特異性という背景があるのかなと想像してしまう。ある種の人は精神分析に向いている、というならば、不思議ではないという気がします。

ゾーン状態と共同体

発達障害があると、ものごとにうまく集中できない場面が「定型発達者」よりも多く出てきます。自閉スペクトラム症があると、興味の関心が限定的なために、関心のない対象にほとんど注意を傾けられないし、ＡＤＨＤがあると、思考があちこちに分散するので、やはりうまく集中できない。

けれども、自閉スペクトラム症の「こだわり」を満たすものに関わる場面では、ＡＤＨＤの自生思考——これは統合失調症に使われる用語だと思うけど、ＡＤＨＤにももっと使われて良いと思う。とりとめのない考えがわらわら湧いてくるというもの——が「こだわり」に絡みあって、強力な集中力が発生する。「過集中」と呼ばれるものだけれど、私の場合は「過集中」状態が、日常の「ふつうモード」と言っても良いくらい多発している。

　この過集中状態、言いかえれば「ゾーン状態」（フロー現象）に入ると、超人的な力が発揮されるんだけど、ひとつのことに集中するということは、ほかのことがおろそかになるということだから、私は長年この「過集中」をどう取りあつかったら良いものかって、苦心してきたんだ。過集中にはいっていたせいで遅刻したり、物忘れをしたりと、いろんな失敗を重ねてしまった。その憂さを晴らすためにアルコールの過剰摂取に陥り、今度は不眠障害になってしまった。それが30代までの人生。

　状況が変わったのは、40歳で大学を休職してからです。まず発達障害の診断を受けて、じぶんの人生は特殊な状況で展開しつづけてきたんだと理解できた。薬物療法で、自閉スペクトラム症、ＡＤＨＤ、依存症による心身消耗の状態が解消された。認知行動療法を知って、ストレス・コーピングの重要さが理解できるようになった。自助グループを主宰するようになって、じぶんの「居場所」を確保することができるようになった。自助グループで当事者研究を進めて、どのようにすれば困りごとを減らしていけるかを、じぶんの体験からも参加者（「仲間」）の体験からも学べるようになっていった。

いま44歳で、発達障害とアディクションの診断を受けてから5年目だけど、じぶんが日常的に半身を突っこみながら生きている「過集中」を以前とはぜんぜん違った形で制御できるようになっています。過集中はすぐに発生するし、それを止めるのはむしろ私の主観的ウェルビーイング（幸福感）の減退につながってしまう。過集中を存分に発揮し、その「ゾーン体験」を楽しみながら、平常の生活や仕事も回転させていけるというように日常の設計をやりなおすべきだと悟ることになりました。

このように頭を整理してみると、前回トシが書いてくれた、幻覚薬を用いたアディクションの治療という試みは、私の人生にも起こっていたのではないかと思う。北アメリカのネイティヴ・アメリカンが、サボテンから作ったメスカリンを主成分とする幻覚薬で、変性意識状態を作りだし、神話的と言える幻覚に依拠した共同体を構築するという話を書いてましたね。アルコホーリクス・アノニマスを始めた人物のひとりが、ベラドンナ・アルカロイドが原因と思われる幻視体験をもとに断酒に成功するとも書いていました。

私が「いつだってゾーン状態」のじぶんを肯定し、バリバリと本や論文を書いて、自助グループ活動にどっぷりに耽っている——いま私が主宰している自助グループの数は10に達しました！——というのは孤立した別々の現象ではないと思っています。なぜかというと、執筆をしているときも自助グループでしゃべっているときも、私は濃厚な「ゾーン」を楽しめるからで、まさにそんな快楽があるからこそやっていることであって、これは要するに頭のなかで「ドーパミンどぱどぱ状態」に依存しているということなわけです。基本的には「ゲーム依存症」と同じ脳のシャブ漬け状態。原稿を書いて「話を盛りあげる」にしても、グループでしゃべって「場の空気を盛りあげる」にしても、同じような「ゲーム性」が発生している。このアディクション的状態によって私の本や論文は多産状態になり、本の出版に絡まって人間関係は豊かになっていくし、もちろん自助グループが和気藹々《あいあい》とすれば、それによって共同体として活性化されていく。

そんなわけで、アディクションが共同体を強化する事例はもっと注目されて良いと思いました。私が上に書いたような仕組みを手に入れてから、酒に溺れている時間は画期的に減ることにもなりました。理由はかんたんで、酒で酩酊しているよりも、執筆や自助グループで酩酊している時間のほうが楽しく快感の度合いが大きいからです。アディクションに関して、自助グループでよくＨＡＬＴ（ハルト、ホールト）ということが言われるよね。hungry（おなかが空いている）、angry（ムカムカしている）、lonely（さびしい）、tired（ぐったりしている）はアディクションを引きよせてしまうって。当事者としてよくわかることで、私の場合にはとくにtiredとlonelyをどうするかに困ってきた。発達障害のせいだと思うけど、いつも疲れている。児童精神科医の吉川徹さんが、発達障害があると「できる」と「できない」

のあいだに「できるけど疲れる」があると発言したテレビ出演の画像は「発達界隈」で有名なんだけど、ほんとうに名言だなと思う。私の場合には、「ゾーン」がこのtiredの問題を解決してくれた。ゾーンに入っていると疲れを感じない。lonelyというのは、ある意味では人間にとって当たり前のことだけど――誰であれ、ひとりで生まれて、ひとりで死んでいく――、自助グループをやって「仲間」と語らっていると、それも一時的にであれ解消される。

だからトシがトー横の子どもたちに関して、「仲間のネットワーク」を期待するのは、一見すると奇抜なんだけど、よくわかる話だなと思って読みました。

マコトが服用する薬の数々

前回のトシは薬の話が多かったけど、さすがにこうなるとトシの独壇場。シロウトかつそんなに薬物の話に興味が強いわけでもない私は、ただただ圧倒されてしまった。でもせっかくなので、じぶんが飲んでいる薬の種類を点検してみようと思いました。

2型糖尿病の患者として摂取しているのは、インスリン・デグルデク、シタグリプチン、ピタバスタチン。インスリン・デグルデクは持効型溶解インスリンアナログ製剤の「トレシーバ」を使って、腹に注射している。24時間以上持続して、血糖値を下げてくれるもので、朝に打つ。以前は「ヒューマログ」という別の注射を1日3回食前に腹に打っていたけど、これは途中でやらなくてよくなった。シタグリプチンは朝に飲む血糖値降下薬。糖質が低い食事を続けると、どうしてもタンパク質を多くとって憂さ晴らしをしようとするので、今度はLDLコレステロールが増加してしまい、それで家族性高コレステロール血症や脂質異常症の人に処方されるピタバスタチンも朝に飲むようになった。

緑内障の薬としては、眼圧を上げないようにするタプコム（タフルプロスト・チモロールマレイン酸塩）とエイゾプト（ブリンゾラミド）という目薬。前者は朝に、後者は朝と夜に目に差す。それでも徐々に視野は狭まってきているので、将来の私の視界は暗澹たるものになってしまいそうです。

ＡＤＨＤの薬としては、選択的ノルアドレナリン再取り込み阻害剤のアトモキセチン（「ストラテラ」のジェネリック）を処方してもらっています。そんなに効いているとは思えないけど、食欲減退の効果もあるので、朝に80㎎を飲みつづけている感じ。

私の生活の質（ＱＯＬ）を保つ上で、いちばんだいじなのはリスペリドン（「リスパダール」のジェネリック）。眠る前に飲み、飲まなかったら必ず中途覚醒してしまう。最初に処方してもらったとき、ググったら「統合失調症に処方される」と出てきて、ドキッとしたけど、自閉スペクトラム症の感覚過敏にも効果があるんだってね。以前より環境にグラグラさせられなくなったような気もするけど、当事者研究の成果のほうが大きいと思うので、どのくらいリスペリドンが効いているのかはわからない。

「糖尿病がある場合、禁忌ではないけど、投薬に注意が必要」とのことで、糖尿病を診断されたあとは、リスペリドンの代わりにデエビゴ（レンボレキサント）を処方してもらったこともあるけど、これは過眠になってしまい、日中も眠気がするので、私には向いていなかった。血糖値が平均に近いあたりまで落ちついたことを主治医に伝えて、またリスペリドンに戻してもらいました。

「私には複雑性ＰＴＳＤがあると思う」と以前の主治医に伝えて、選択的セロトニン再取り込み阻害剤のジェイゾロフト（セルトラリン塩酸塩）を処方してもらったこともありました。鬱病、パニック障害、ＰＴＳＤなどの薬。でも効いているのか効いていないのかよくわからないので、やめてしまいました。

アルコール依存症の薬としては、セリンクロ（ナルメフェン塩酸塩水和物）。意識が白濁したようになり、多量の飲酒をする気が湧かなくなる薬。希死念慮が強い時期にはあんまり良くないと思うけど――意識が白濁すると自殺に抵抗する心理も弱まるため――、いまのところは役に立ってます。酒を飲みたい気分を弱めるレグテクト（アカンプロサートカルシウム）は効果を感じられなかったので、飲まなくなりました。

インターネットで読んだ程度の知識だけど、リスペリドンはドーパミンよりセロトニンに強く働きかけるらしいね。それがポイントなんだろうか。樺沢紫苑《かばさわしおん》という人の『精神科医が見つけた3つの幸福――最新科学から最高の人生をつくる方法』（飛鳥新社、2021年）を読んでいたら、幸福をもたらす3大脳内物質には健康的な気分になるセロトニン、つながりの安心感をもたらすオキシトシン、高揚感で夢中にさせるドーパミンがあって、まずはセロトニン的な喜びが重要、それからオキシトシン的幸福、最後にドーパミン的幸福と書いてありました。この手の本って怪しいものが多いから、書かれている内容に全面的に賛成すべきかどうかはわからないけれども、脳内物質を踏まえた幸福論は、なんとなく説得的だと思ってしまった。専門家のトシはどう思うかな？

通報よりも回復

往年の薬物依存症関連の学会の話、とてもおもしろかったです。精神科医たちが、患者の尿中から違法の薬物成分が検出されたときに、その結果を警察に通報するのか否かという議論をしていたと。治療を推奨しておいて、検査で引っかかったら自首させる、官憲に売りわたして治療を放棄してしまうという二枚舌。トシが薬物依存症者のために、「ふつうの相談」ができる気運を高めるべく貢献してきたということ。

そういえば私は一度だけ、ナルコティクス・アノニマス（薬物依存症者の匿名会）のミーティングに参加させてもらったことがあります。じぶんでは違法薬物などを使ったことがないけど、「アルコールも薬物みたいなもの」と考え、「向精神薬としてアトモキセチンやリスペリドンを飲んでるから」という理由をじぶんのなかに無理に構えて、見学の希望を出しました。休職の時期が続いて、かなり精神的にまいってるときで、自助グループに縋《すが》りたい思いが強かったということが大きかったです。いまなら、そんな理由をつけて無理に参加することはないんですけど。

いざ出席してみたら、参加者たちは違法薬物に関する話題を交えて、「分かち合い」（報告の共有）を進めるわけです。ほかの自助グループでも（アルコールはもちろんだけど）さまざまな薬物に関する体験談を聞いたことはあるけど、集まってきた「仲間」が次々に違法薬物に関する話をするので、慣れていない私はすっかり仰天してしまいました。

それで、思ったのです。「この数日のうちに、そういう薬物を使ったと語った人もいた。いまこの場にいるということは、それで捕まったわけではないことを意味しているのだろう。

その人について警察に通報すれば、もしかすると一般市民として「正しい」ことかもしれない。しかしその人は総合的に見れば治療から遠のくかもしれず、また通報する者がいたということで、グループを危機に瀕させることになる。このグループにつながりつつ、たまには違法薬物に手を出しながらでも、全体としては回復の道を歩んでいる人々を困らせることになる」と。

私は通報するかどうかを真剣に考えたわけではありません。独善的な行動に見えるものに対して、私は慎重に距離を置こうとする人間ですから。しかし、初めて体験する状況が衝撃的だったので、私はどう考えるのが適切なのかについて真剣に思考をめぐらさざるを得ませんでした。

アルコール依存症の世界では、「イネイブラー」がよく話題になりますね。多くの場合は、アルコール依存に陥った人のパートナーのこと。その人がパートナーのアディクションを「可能にする人」（甘やかす人）として、アディクション問題のキーパーソンだと見なされ、アルコール依存とセットになった問題行動としての「共依存」が攻撃されてきました。でも、そのイネイブラーがいなかったら、アディクションの当事者はもっとひどい状況になっていたことが多いはず。共依存してくれる人がいるからこそ、アディクションの当事者が生きのびたという事例は、とても多いはず。そのことはもっと真剣に考えられるべきだと思います。

ですから、トシがＳＭＡＲＰＰというプログラムの本質をワークブックでもマニュアルでもなく、患者がスリップしたと語っても、歓迎して応対すること、安心して失敗を語れる場所として、違法薬物を使いながらも通院できる場所を作ることだと考えているのには、心を打たれます。アディクションの当事者が安心して依存できるように――とはいえ、できるだけ害毒の低いものへと依存しなおしていけるように（ハームリダクション）――イネイブラーが安心してパートナーに共依存できるように、ということが「これからのアディクション治療」なのでしょうね。

浦河べてるの家――「手を動かすより口を動かせ」

２０２３年10月に１週間ちょっと、北海道の「浦河べてるの家」までフィールドワークに行っていました。数年前にも行こうとしたけど、コロナ禍による緊急事態宣言が出たりして、行けずじまいになってたんです。「当事者研究全国交流集会」も「べてるまつり」もオンラインで参加したことはあったんだけど、やはり臨場感が足りなくて、そこまでワクワクするものとは思えなかった。それで今回はついに現地参加しようと計画しました。

浦河には日本赤十字社の病院（日赤病院）があって、浦河べてるの家を率いてきた向谷地生良さんはもともとはその病院のソーシャルワーカーだったそうです。精神科には檻のような病室があったこと、統合失調症の患者がなにを言ってもまともに聞いてもらえなかったこと、べてるの家ができて40年に及ぶ社会実験をやってきたこと、統合失調症者たちと商売を始め、当事者研究を開発し、べてるまつりで「幻覚&妄想大会」を開催して、魅力的な幻覚や妄想を讃えながら、「当事者」と社会の接続を模索してきたこと。さまざまな過去の経験を向谷地さんやスタッフから聞いて、当事者研究全国交流集会もべてるまつりもたっぷり楽しめました。

浦河にある日赤病院の精神科の病床は2014年からゼロになって、いまでは精神科はずっと休診状態らしいです。患者たちが「問題行動」によって、地域社会に迷惑をかけることもどんどん減っていったそうです。その彼らを日常的に支えているのが、「三度の飯よりミーティング」という当事者研究の理念。みんなで集まって、わいわいと楽しく交流する。それは結局、トシがSMARPPで気づいたものと一緒というわけなんだよね。トシはSMARPPの利用者が、「最も楽しみにしているのは、自身の近況や心境について報告するチェックインの時間帯、いや、それどころか、プログラム前後の雑談をしている時間だったのです」と書いていました。大体これと同じことが、べてるの家にも言えると思います。商売のための商品作りに従事する「作業」の時間があるんですが、そのルールは「手を動かすより口を動かせ」というものです。

つまるところ統合失調症であれ、アディクションであれ、医療的な薬物療法は問題の半ばまでしか解決できず、残りの半ばからは福祉的な支援が活躍する領域となります。多くの精神科医は福祉的な支援にじぶんが関与していることについてそっけないように（患者の私には）見えるんですが、トシのように「福祉的なアプローチを併用する精神科医」が増えると、多くの精神疾患はグッと治りやすくなるはず、というのが私なりの見通しです。

16

依存症家族支援と強すぎないつながり

松本俊彦

2023年12月1日

マコト、お手紙ありがとう。

前回のマコトの手紙を読んで、「なるほど」と膝を打ちました。マコトは過集中を利用して執筆し、その際まさに「ゾーン」を体験しているのですね。だから矢継ぎ早に本が出るし、私の手紙に対するリプライがいつも「LINEレベル」の早さなんですね。

本当にすごいです。ふと自分の研究室を見回すと、マコトの著書が机の未読書エリアにどんどん堆積し、すでにかなりの高さになっています。関係各所から「書く書く詐欺師」として告発されかけている私としては、すごく焦ります。

ともあれ、いつもご著書をご恵送いただきありがとうございます。年末年始の休みに一気読みするつもりです。

さて、この連載も今回でもう16回目、依存症をめぐって好き放題書いてきましたが、自分なりには「つながりの大切さ」という軸はブレていないつもりです。つまり、人とのつながりは依存症発症に対して抑止的に、そして、依存症からの回復に対して促進的にはたらく――それが、私の一貫した主張です。

でも、今回はその主張を微修正します。曰く、「つながりは大事だけど、強すぎるつながりはやばい」。そんな話をしようと思います。

つながり再考

この往復書簡第6回でごく簡単に触れましたが、ラットパーク実験という有名な実験があります。檻に閉じ込められた孤独なネズミはもっぱらモルヒネという麻薬入りの水ばかり飲むのに対し、もう一方の、仲間たちとじゃれ合いながら過ごしているネズミたちはというと、麻薬入りの水には見向きもせず、ふつうの水しか飲まない……という実験です。

この実験は、依存症の本質をわかりやすく、そして印象的に伝えてくれます。そんなこともあって、この話は講演における私の鉄板ネタとなっていて、実際この話をすると、聴衆の多くは、「ほう」と驚きの表情を見せたり、「うんうん」といっせいに首肯《しゅこう》したりしてくれます。

しかし、全員ではありません。必ず数人ほど、いかにも「ビミョー」といった複雑な表情を見せる人たちがいるのです。思うに、それは依存症者を抱えている家族の方々です。おそらくラットパーク実験の話を聴いて、「ということは、家族が依存症者本人をネグレクトし、家庭内で孤立させたことが依存症の原因」と早とちりしているのではないでしょうか？

事実、ある講演会の後、聴衆として参加していたあるご婦人から、次のような質問をされたことがあります。

「夫がアルコール依存症になったのは、私の愛情が足りず、淋しい思いをさせていたからなのでしょうか？　つまり、その……夫にとって家庭は『檻』だったのでしょうか？」

無理もない話ですが、もちろん、そんなはずはありません。それどころか、そのご婦人こそ被害者です。だって、彼女は、連日、酩酊した夫の暴言や暴力を浴び、それにもかかわらず、「自分が妻として至らないから夫はこのような状態になってしまったのか？」と自責し、床に散布された夫の吐瀉物や排泄物をせっせと拭いてまわってきたわけです。

ですから、彼女の方こそ夫の胸倉をつかみ、「家庭を『檻』にしたのはおまえの方だろ！」と罵声を浴びせたいところでしょう。

孤立する依存症者家族

依存症者を抱える家族は孤立しています――そう、地域においても、そして親族においても。というのも、依存症という問題は、ご近所さんはもちろん、友人にさえ相談しづらい問題だからです。家族の多くがこの問題を「家族の恥」と思い込んでいて、自分に原因があるのではないかと考え、いつも自分を責め続けています。

親やきょうだいといった親族ならば安全な相談先かといえば、通常はその反対です。「だから私は最初からあの人との結婚には反対だったのよ」とか「妻ならば我慢しなさい」、あるいは、もしも当事者が自分の子どもであれば、「あなたの育て方が悪い」などと説教するからです。いずれも、いまさらいわれてもタイムマシンがなければ解決できない「くそったれアドバイス」で、人の援助希求能力を根こそぎ阻喪させます。

こうして家族内の依存症問題は、「決して外では話してはいけない家族の秘密」となります。そして皮肉にも、秘密にすればするほどその問題は意識の中で大きくなり、家族の人生を翳らせ、侵食していきます。

その結果、どこで何をしていても、「いま頃あの人はどこかで酔いつぶれているのではないか」と、いつも気が気でなくなります。以前だったら楽しいひとときであったはずの趣味にも没頭できなくなるでしょう。休日、繁華街を歩いていても、楽しげな家族連れを見かけるたびに、朝から泥酔してだらしなくソファに身を横たえる夫の、まるで気絶した魹《とど》のような姿を思い出し、憂鬱な気持ちになります。久しぶりの旧友との再会のときでさえ、楽しい語らいに集中できず、メッセージ着信を知らせるスマホの振動を感じるたびに、「また何かやらかしたのか」と心臓が破裂しそうなほどドキッとします。

意外に看過されていますが、依存症者家族は相談支援現場のいたるところに出没しています。たとえば、精神科や心療内科に通院する患者、あるいはカウンセリングルーム、はては占いの館を訪れる人々のなかに紛れ込んでいます。自身の臨床経験をふりかえってもそうです。いくら抗うつ薬を服用しても一向に改善しないまま年余を経過した女性患者に、あるときふと気になって配偶者のことを尋ねてみると、さんざん躊躇した末に重い口を開き、夫のアルコール問題が明らかになる……なんて話は、枚挙にいとまがありません。

家族支援の重要性と課題

依存症者家族の支援は、依存症者本人の治療と同じくらい重要です。その理由はいくつかありますが、何よりもまず、依存症は本人よりも先に家族から笑顔と生きる気力を奪うからです。ひとたび家族の誰かが依存症に罹患すると、家族はあっという間にその渦に巻き込まれ、心身状態が悪化していきます。

同時に、本人の治療という点でも重要です。家族への相談対応こそが依存症治療のスタートだからです。依存症は、本人が気づきにくく、本人が困るよりも先に周囲が困る病気です。だから、大抵の場合、治療は家族の相談から始まります。

依存症問題を家族だけで解決しようとするのは危険です。依存症への対応は世間に流布する一般常識とはちょっと異なる点があるからです。たとえば、家族がよかれと思って「転ばぬ先の杖」を出すことが、皮肉にも本人が抱えている問題をこじらせることがあります。いわゆる「イネイブリング」です。二日酔いによる無断欠勤を避けようと本人の代わりに職場に連絡したり、泥酔し、吐瀉物にまみれたまま廊下で昏倒する本人をベッドまで運んであげたりすることなどが、それにあたります。こうした家族の努力は本人の記憶にはまったく残りません。したがって、家族は、本人がアルコールによって引き起こした失態の尻拭いをやめないと、本人は永遠に自分の問題に気づけないのです。

アルコール依存症者家族の自助グループ『アラノン（Al-Anon）』では、「家族は本人の依存症に対して無力である」という認識が重視され、家族が本人の飲酒行動をコントロールしようとするのをやめ、強い愛（tough love）をもって「手を放す」ことが推奨されています。「人の行動は変えられない、変えられるのは自分だけ」として自身の人生を優先し、ときには別居や離婚という選択肢も辞さない姿勢さえ求められます。

とはいえ、これを実践するのは容易なことではありません。そりゃそうです。自分の大切な人が酩酊し、方々で数々の失態をくりかえしているのに見て見ぬふりなんてできません。もちろん、なかには愛なんてとっくに消え失せているという人もいるでしょうが、もしも専業主婦ならば、夫から離れるには経済的自立が必要となります。子どもを抱えている女性ならば、実行のハードルは一気に高くなります。

それに、腐っても「家族」なのです。ふだん「いっそ死んでくれたらいいのに」と念じていても、いざ本人が危機に瀕すると血が騒ぎ、脊髄反射でつい「転ばぬ先の杖」を出してしまいます。

それでもなお、腹を括って本人から離れようとする人もいます。しかし、そのような場合、未練を振り払おうとする心情的無理が極端な対応を誘発してしまいがちです。たとえば、そっと「愛をもって手を放す」べきところを、「もうあいつなんかどうなってもいい」と、力んだ助走で勢いをつけて「突き放す」のです。しかし、そのような乱暴な方法は後に家族に罪悪感を覚えさせ、本人への冷酷無比な対応を後悔させます。そればかりか、「やっぱり私にはあの人が必要、そしてあの人にも私が必要」と、より強力な共依存に舞い戻ってしまいかねません。

「手を放す」「突き放す」以外の選択肢

共依存――この言葉は、依存症業界ではネガティブな意味合いで使われています。「共依存警察」みたいな援助者もちらほらいます。つまり、何かにつけて、患者の婚姻関係や親子関係を「それって共依存よねぇ」と得意満面で批判し、「境界線を侵犯してない？」と警鐘鳴らしまくりの人たちです。個人的には、依存症者をとりまく関係性を、やたらと「共依存」というメガネを通して病理的に捉えすぎてしまうことには、慎重でありたいと心がけています。

忘れてはならないことがあります。共依存やイネイブリングという言葉は、かつて米国において、アルコール問題を扱うソーシャルワーカーが支援実践を通じて発見した現象です。いいかえれば、共依存やイネイブリングは、支援につながった依存症者とその家族の特徴であって、家族があっさりと本人に見切りをつけたケース、あるいは、本人が支援にたどり着く前に自殺や事故死、あるいは病死したケースの特徴は反映されていない可能性があります。もしかすると、共依存やイネイブリングは一時的にはポジティブな機能をはたしていたのかもしれません。つまり、「共依存とイネイブリングのおかげで、本人は生き延び、治療につながった」といった具合に。

２０１０年代初頭に新たな依存症者家族支援法として、Community Reinforcement and Family Training（ＣＲＡＦＴ）が紹介され、依存症者家族の支援で実践されるようになりました。これは、家族を介して間接的に本人の行動変容を促す介入方法です。ＣＲＡＦＴにおいては、依存症者家族を「最も優れた本人の観察者にして、最も本人に対して影響力を持つ存在」と捉えます。これは、「家族は本人に対して無力である」というアラノンの教えとは真逆です。

ＣＲＡＦＴの詳細は成書を読んでいただくとして、ここではごく簡単に紹介しておきます。

ＣＲＡＦＴの目標は、本人との衝突を極力回避し、同時にまた家族自身の安全を確保すること、そしてもうひとつは、依存症者本人とアルコールや薬物の問題について率直に話せる関係を維持し、影響力を行使しやすい状況を作り出す点にあります。そのために、家族には様々な「小技」を修得してもらいつつ、間接的に本人の行動を誘導するわけです。

でも、誤解しないでください。私はＣＲＡＦＴこそ最高の家族支援法などというつもりはありませんし、アラノン方式がダメとも思いません。状況によって臨機応変に使い分ければよいのです。たとえば、まず手始めにＣＲＡＦＴのやり方でいろいろと試し、万策尽きれば、心おきなくアラノン方式で「手を放し」、自分の人生を優先する。こう言い換えてもよいでしょう。ＣＲＡＦＴは後悔しないための下準備である、と。

もっとぶっちゃけていえば、ＣＲＡＦＴかアラノンかといった方法の違いはさほど重要ではないのです。大切なのは、家族だけで解決しないことです。まずは、依存症に関する専門知識を持ち、守秘義務を課せられた第三者と一緒に考えるのがよいでしょう。

そのような第三者として最初にアクセスすべきなのは、都道府県政令指定都市に設置されている精神保健福祉センターです。そこは依存症家族を対象とした個別相談や家族教室を提供していますし、家族の自助グループに関する情報も集まっています。できれば、ぜひ自助グループにもつながることを願います。というのも、自助グループには、依存症支援に関する膨大な経験が蓄積されていて、家族としてとるべき行動を決断する際に大いに参考になるからです。

とにかく、依存症というモンスターの好物は秘密と孤立です。そして、**人生において最悪なことは、ひどい目に遭うことではありません。一人で苦しむことなのです。**

主治医は誰の味方なのか

せっかくの機会なので、依存症専門医として、ここで依存症者家族のみなさまに謝罪しておきたいと思います。

いつも失礼な態度で申し訳ありません。診察室で本人と家族が一触即発的な対立をすれば、私たち精神科医は、きまって「まあ、そうはいいますけれど」と本人の肩を持ち、家族が本人抜きで主治医と話をしたいと訴えても、本人の許可なしにはその希望には応えようとしません。

なぜか？　言い訳させてください。それは、主治医は家族ではなく本人の味方だからです。決して「正しいのは本人、家族はまちがっている」とか、「家族のせいで本人が依存症になった」などと考えているわけではないのです。自発的に通院してもらえるような治療関係の構築には、まずもって本人に「味方」と思ってもらわなければならない――ただそれだけです。

逆に、主治医が家族の側に立ち、「いますぐ何とかして」という家族のニーズを優先するならば、一体どんな治療になるでしょうか？　――それはまちがいなく収容・隔離でしょう。

実は、かつてわが国ではそのような医療が横行していました。私が依存症臨床にかかわりはじめた四半世紀前、とりわけ薬物依存症分野では、閉鎖病棟への強制的入院というやり方が主流でした。たとえ幻覚・妄想もない患者でも、単に「いま退院させたらまたクスリを使う危険がある」という理由から強制入院でした。当然ながら、患者はそうした処遇に不満を抱き、病棟内で反発し興奮します。すると、この正当な抵抗を、主治医は「薬物への渇望が高まっている」と解釈し、大量の抗精神病薬で脳を麻痺させて、長期間の強制入院を維持していました。そのような隔離に薬物再使用防止効果などないことは、すでに覚醒剤取締法事犯者の再犯率の高さから明らかであるにもかかわらず、です（そもそも、力ずくで本人の物質使用をコントロールすること自体、境界線侵犯、アラノン的にアウトなんですよ）。

当時、私は、患者本人の意向を尊重し、開放病棟かつ自発的入院で薬物依存症の治療をする、という少数派の病院に勤務していました。ですから、家族が入院を求めていても患者本人が拒めば入院させませんでしたし、せっかく入院した患者が途中で翻意すれば、退院後の通院を交換条件として、わりとあっさり退院させていました。このやり方は家族から評判が悪く、「患者の人権ばかり尊重しているが、家族の人権はどうなるのだ」という抗議を何度となく受けたものでした。しかし、病院は刑務所ではありませんし、治療の本番は入院ではなく通院です。それも嫌々ではなく自発的な通院でなければ、治療になりません。

くりかえしますが、私は「家族なんかどうでもいい」とは断じて思っていません。すでに述べた通り、依存症本人が治療につながるきっかけを作るのは家族ですし、また本人の移ろいやすい意欲を支え、治療を継続させるためにも、家族支援が必要です。

問題は、主治医は本人と家族、両方の味方はできない、ということなのです。依存症は両者を葛藤させ、対立させ、分断します。だからこそ、家族が精神保健福祉センターや家族の自助グループにつながり、自分たちの味方を持つことが重要なのです。

つながりは大切だが……

30年目の精神科医として痛感していることがあります。それは、「家族は病気の温床」ということです。人々が物理的に密になって暮らせばそこは感染症の温床となりますが、心理的にも密となれば、今度はメンタルヘルス問題の温床となります。思えばコロナ禍初期、私の診察室には、リストカットや市販薬オーバードーズをくりかえす10代の患者がどっと押し寄せました。みんな、「Stay Home」の美名のもと、密になった家庭の息苦しさに喘《あえ》いでいました。

家族とは不思議なコミュニティです。お互いの希望や期待、恨みや嫉《ねた》みが深く入り組み、いささか下品なたとえですが、相互に相手の急所を摑みあって均衡する変態的関係、あるいは、一方の傷を他方の傷で塞ぐような、傷を介してつながる境界曖昧な関係——それが家族です。その意味で、家族は本質的に共依存的要素を孕んでいます。

「いや、それは家族ではなく、家父長制の問題では？」という反論があるかもしれません。否定はしませんが、それだけではない気がしています。むしろ家父長制以前に、「誰かとパートナーシップを結んだり、群れたりすること」自体の影響も無視できないように思うのです。霊長類学者の山極寿一さんによれば、雌雄の別なく、サルの攻撃性は群れを守るという「仲間愛」に由来するそうです（『暴力はどこからきたか』、NHK出版、2007年）。だとすれば、私たちが内と外とのあいだに線を引く瞬間、愛情／憎悪の熱量、あるいは、束縛／排除の力学が生じている可能性はないでしょうか？　そしていうまでもなく、愛情はありがたいものですが、だからといって束縛の苦しさを相殺することはありません。

さらに肝に銘じておくべきは、人は強いつながりを持つ大切な相手には正直にはなれない、ということです。だって、「死にたい」といったら相手を悲しませますし、逆に、「絶対に死なないと約束して」と無理な約束を強要されたり、「次に『死にたい』と口走ったら絶交する」と脅されたりする懸念もあります。つまり、本音を語ると、大切な人との関係性が変化するばかりか、下手をするとその人を失う危険性さえあるのです。

なお、強すぎないつながり（もしくは、ゆるいつながり）の意義は、自殺予防の観点からも考えることができます。岡檀《まゆみ》さん（『生き心地の良い町　この自殺率の低さには理由《わけ》がある』、講談社、2013年）や森川すいめいさん（『その島のひとたちは、ひとの話をきかない――精神科医、「自殺希少地域」を行く』、青土社、2016年）のフィールドワークによれば、自殺稀少地域では、赤い羽根の共同募金の集まりが悪かったり、親切ではあるが相手の話を適当に聞き流す人が多かったりする、という特徴があるそうです。

まとめましょう。つながりは大切だが、強すぎはいけない。それが今回の結論です。

担当編集Fより

本連載はありがたいことに、依存症者家族のみなさんに大変よく読んでいただいています。この連載を始めてから、かねてより付き合いのある知人・友人から「実は親が……」「配偶者やパートナーが……」と打ち明けてもらうことも度々ありました。そのたびに身が引き締まる思いがしています。

今回のトシさんの論考は、そうした人との交流を通じて、私がずっと疑問に思っていたことを率直にトシさんにぶつけてみたところから生まれました。つまり、「イネイブラー」と呼ばれている人たちは本当に依存症者にとって「悪」なのでしょうか？　という問いです。むしろ今にももっと悪い結末へと「スリップ」してしまいそうな患者をギリギリで食い止めている「ゲートキーパー」なのではないか？

とはいえ、実際の問題はもっと複雑です。簡単に想像できてしまうことですが、依存症者のご家族だって依存症者に付き合い続けることで、心身の調子を崩してしまい、共倒れになる可能性は十分にあります。今時点で「ゲートキーパー」として機能しているからといって、明日もそうである、という持続性はとても保証できない。だからこそ、依存症者には主治医、依存症者家族には精神保健福祉センターや家族の自助グループ、それぞれの味方が必要になるのでしょう。

この往復書簡が、依存症からの回復の最大の敵である「秘密と孤立」に対抗する武器として、当事者、そして当事者家族の利益に寄与することを願っています。

17

依存症を引き起こすのは、トラウマ？ ADHD？ それとも？

横道誠

2023年12月3日

トシ、これまでにも増して気合いの入ったお手紙を、ありがとうございます。今回私はまずは、最近の出来事から書いておこうと思います。最近、私たちの共通の知りあい、二村ヒトシさんが私の新刊『発達障害の子の勉強・学校・心のケア――当事者の私がいま伝えたいこと』（大和書房）のために読書会を開いてくれたのですが、二村さんと話しているあいだに雑談になって、「阿佐田哲也に対する横道さんの評価を聞きたい」と頼まれました。阿佐田哲也は「麻雀小説」を開拓した伝説的作家ですね。

私は返答しました。「私が20歳前後のとき、福本伸行がブレイクして、ものすごくのめりこみました。『カイジ』（第1部）がメインですが、麻雀マンガの『アカギ』（まだそんなに巻数が進んでない頃）やその本家『天』を夢中で読んできました。そのあと、阿佐田哲也の小説に出会ったので、あまりピンと来ないところがありました。おそらく福本のマンガは阿佐田の小説を換骨奪胎しながら派手にしたようなものじゃないかなと思います。私が一世代か二世代ほど早く生まれていたら、阿佐田哲也と適切な出会い方をしたんだと思うのですが」

私のこの阿佐田＝福本関係に関する見解が正しいかどうかわからないままなのですが、いずれにせよ学部時代の私は、ギャンブルをテーマとして扱った福本のマンガに心酔していました。現在までにも、彼が発表してきた作品の大半を読んでいます。薄く引きのばしつづけている第2部以降の『カイジ』や、20年に渡った鷲巣麻雀編を含む『アカギ』も、我慢して読みました。『天』の最後のほうで、天才・赤木しげるがアルツハイマー型認知症にかかって、仲間との語らいを経た上で自殺を図る展開には、感動しました。麻雀のルールがわからなくなっても、麻雀の天才のまま死んでいく赤木。私は麻雀をやったことが一度もなく、ルールすらほとんど理解していないのに、興奮して読みました。

往復書簡の1回目で、私はいろんなものに対してアディクションの傾向があると書きましたが、ギャンブルにはぜんぜん手を出してこなかったんです。ひとり暮らしを始める前、じぶんの父親が競馬、パチンコ、宝くじなどに挑戦しては無駄金を失っていくさまを冷たく眺めていました。父は一日中飲んだくれているアルコール中毒の人ではありましたが、ギャンブル方面ではアディクトと言えるほどではなかったようです。ですが私は、この分野には関わらないでおこうと強く意識していました。それは何よりも、私には自閉スペクトラム症の収集癖があって、人生のほとんどの時期には夢中で集めている対象があり、ギャンブルでその購入資金を失う可能性に耐えられなかったんです。若い私は収集というアディクションに耽るために、ギャンブルを避けるようになり、それが良き習慣として定着したと言えます。安上がりの酒には救いを求めつつ、ギャンブル的な行為とは無縁でいました。

ところが、最近じぶんでも驚くべきことにギャンブル的な行為への没入が発生しました。それはヤフオク（Yahoo!オークション）への入札です。じぶんの好み通りの美術品が出品されていて、1000円から始まり、終了の数時間前、240万円ほどになっていました。そんな高価なものを買おうと思うこと自体が私の人生にはかつて一度もなかったことですが、その数日のあいだ鬱屈していた私は「300万円くらいまでなら出してみよう」という思いに頭を占拠され、入札しました。終了時間が近づき、数人の入札合戦となりました。私は「500万円を超えたら撤退」「700万円以上はダメ」と何度もじぶんに言い聞かせつつ、最終的に一騎打ちになって899万円まで入札し、ついには900万円を入札した相手に競り負けました。

悔しいと思いつつも、負けて良かったというのが正直なところです。私は富裕層ではなく、たいした稼ぎも資産もないし、実家が太いわけでもないから――というか両親は生活保護を受けています――、美術品を買うとしても数十万円レベルのものを一年に一作くらいが身の丈に合っています。しかし入札中は脳がハイジャックされてしまって、圧倒的な興奮状態がありました。落札に成功することによって、人生の新しいステージが開けていくんじゃないかという幻想に心身が支配されました。私が今後、同じような（擬似）ギャンブル行為にふたたびのめりこむんじゃないかと、いまでも不安です。一騎打ちで負けた相手をあとからXで上で発見できたのですが、資産が約10億円という投資家でした。「これは勝てるわけがない」と思いました。そして私は、「私も美術品購入の資金を得るため株式投資を始めよう」と思うようになっています。おそらく私が株をやったら、きっとギャンブル的なデイトレーディングに夢中になったり、同じくギャンブル的な要素が強いFX（外国為替証拠金取引）に手を出したりして、貯金をすべて溶かしてしまう可能性が高いため、戦々恐々としている最近です。

依存症治療の主治医にこの出来事について話して、「どこまでがADHD的な過集中のせいか、あるいはアディクションの問題なのか、わかりませんでした」と感想を伝えました。すると私の主治医は「PTSD的な心の傷を癒そうとしてのめりこんだのならアディクションで、そうじゃないんだったらＡＤＨＤの問題だろうね」と答えてくれました。なるほど、それなら私のオークションへの狂騒はやはり複雑性ＰＴＳＤ的を背景としたアディクションの問題のような気がします。入札しているあいだ、ふだんの暗鬱とした世界観がきれいに霧散して、私を含みこんだ宇宙空間はきらめきつつ脈動していましたから。

そして、私はちょうどトシが前に書いてくれて、前回もふたたび話題にしていたラットパーク実験を思いだしていました。檻のなかで孤独に生きるネズミはモルヒネ水でアディクション状態になり、仲間たちと楽しく過ごしているネズミたちはそうならないという実験。私がオークションの入札に夢中になっているあいだ、私は確実に孤独でした。孤独だからこそ、人生が変わるという幻想に取りつかれ、全宇宙が輝いていたのです。私は10種類もの自助グループを主宰していますが、それは結局は無駄だったのか？　と自問しました。答えはノーです。今回のようなことはあったにせよ、それだけ自助グループを主宰して、仲間と繋がっているからこそ、なんとか無事で済んでいるという可能性が高いです。私は９００万円以上を入札せずに、一応は撤退に成功しました。９００万円を入札していたとしても、私の貯金にはかなり余裕がありましたから、破滅にはいたりませんでした。つまり、９００万円を超えない段階で、なんとか理性を取りもどし、ハイジャック状態を制圧できたわけです。最悪の事態に陥らなかったのを妨げたのも、ふだんから自助グループに支えられているからではないかと私は思っているのです。

フロー体験、アディクション、物語

前々回、私が「ゾーン」にどっぷり耽りながら生きていることを書きましたね。トシの前回の手紙にあった、私の往復書簡への応答が「LINEの返信なみ」のスピードというのは、さすがにユーモアたっぷりに誇張されていますが、私のふだんの執筆速度がとりわけ早いことは確かだと思います。数日前は、300ページの近刊の初校、きのうは200ページの近刊の初校に朱を入れる作業をしていたのですが、いずれも郵送されてきたゲラ（校正刷り）を受けとってから、すぐに作業を始め、半日くらいで返送しました。2021年5月に最初の単著単行本『みんな水の中――「発達障害」自助グループの文学研究者はどんな世界に棲んでいるか』を出してから2年半のあいだに単著単行本を11冊、編著単行本を3冊、頭木弘樹さんとの共著の本を1冊出しました。2年半のうちに自著の商業出版15冊は国内（あるいは世界でも？）有数の速度ではないかと自負しています。これは私が「常時ゾーンに入りっぱなし」だからできることです。

「ゾーン」は心理学の世界では「フロー体験」と呼ばれていますね。フローとは「流れ」のこと。大きな流れに運ばれていくような感覚があるから、そのように名づけられました。私は最近、じぶんがなぜ文学研究者になろうとしたのかについて、かつてよりも自己理解を深められるようになっています。小さい頃は自然科学者になろうとし、中学時代に数学で挫折したあとは歴史学者になろうと調整したのですが、大学受験が迫ると、古文書解読や遺跡調査に興味を持てそうにないと感じました。私が歴史を好きなのは「歴史の物語的なうねり」のようなものが好きだからだと考えて、物語の研究をするのが良いはずだと思案するようになったんです。「物語のうねり」を味わうときの快感とは、結局は「フロー」の快感とそんなに変わらないものです。いま私は「当事者」として精神療法的な「当事者研究」に打ちこんでいますが、「専門家」としての本質的関心も、「当事者研究」とそんなに遠いものではなかったのだ、と遅ればせに気づきました。

29歳で常勤の大学教員として就職して、私がすみやかにアルコールへのアディクションへと導かれていったのも、その観点から説明できそうな気がします。私にとって研究者になることは、子どもの頃からの願望の決定的成就でした。自然科学者、歴史学者、文学研究者と方向性を漸次的に調整したものの、おおむね野望を達成できたわけです。しかも私の分野（ドイツ文学）だと、当時40歳を超えても就職できない人は稀でなかったのに、私は20代のうちに就職に成功しました。それでどうなったでしょうか？　待っていたのは目標の喪失でした。私は従来、発達障害の特性のために就職後の仕事がうまく行かず、鬱状態になって、アルコールに溺れたという説明様式を好んできたのですが、そしてこの説明を撤回するつもりはないのですが、合わせて起こっていたのは目標の喪失と、それにともなう物語の脱落だったのです。今後の人生をどのように設計していけば良いのかがわからず、それを酒で誤魔化すようになっていました。

アルコールを飲むことによって、精神的な麻痺作用を得られることができます。思考停止をすることができ、ＡＤＨＤの「多動脳」が静まります。それによって、あれこれととりとめもないことに煩わされることがなくなる。自閉スペクトラム症的なフラッシュバック（杉山登志郎さんが「タイムスリップ現象」と呼んだ何気ないものごとの連続的想起）も、複雑性ＰＴＳＤのフラッシュバック（私が「地獄行きのタイムマシン」と名づけた日常的なトラウマ再体験）も静まります。コレクション癖も性的体験（セックスとオナニー）も過食も１日に何杯も飲むコーヒーも私の支えになりましたが、やはりアルコールがいちばん効きました。

加えて言えば、アディクションの対象は、麻痺だけをもたらすのではなく、物語ももたらしてくれたのです。とりわけ飲酒のアディクションに溺れていると、最近のオークションのときと同じように、穏やかな幻想的空間に包まれた上で、なんとなく未来がだんだんと良くなっていくんじゃないかという予感が、天啓あるいは異世界からのテレパシーのように送信されてくる。私がアディクションを生きたのは、それによって物語を生きられるからだった。このことが私の最近の大きな気づきでした。

そしてさらに言うならば、自助グループもまた「物語」を再起動させる場所だということです。仲間の話を聞き、それらを参照しながらじぶんの体験談を語り、近況を語り、未来への展望を語ることでじぶんの人生の物語を再活性化させていく。生きながら死んでいた人生が物語の力によって息を吹きかえす。アルコホーリクス・アノニマスなどには「12ステップ」が備わっていて、そのステップを踏むことで人は新生の物語を生きることができます。しかし私がやっている自助グループのように、当事者研究やオープンダイアローグ的対話実践を通じても、基本的な機能は同じです。仲間と語り、物語を共有しながら共同体の物語をこしらえていく。そうやって人は新たに生きることができるのです。

当事者支援は家族支援から

私に家族がいないことは、ひとつの地獄ではあったのですが、ひとつの救済でもありました。実家の家族とは絶縁状態で、新しい家族を築くにも至らなかった。自閉スペクトラム症の男性で、結婚することができるのは約1割だという残酷な噂を聞いたことがあります。私は自閉スペクトラム症の男性として平凡な9割の側に属しています。

トシが書いていた、アルコールに溺れた人の後始末をする家族の動向。「メッセージ着信を知らせるスマホの震動を感じるたびに、『また何かやらかしたのか』と心臓が破裂しそうなほどドキッとします」。「床に散布された夫の吐瀉物や排泄物をせっせと拭いてまわってきたわけです」。私のアルコールへのアディクションは、その水準までに（少なくとも現時点では）深刻化していませんが、私にも他者への加害的な行為が——加害という言葉が強すぎるなら迷惑行為的なものが——まったくなかったわけではありません。発達障害の診断もアディクションの診断も受ける前に、じぶんが何者でどういう状況に生きているのかもわからず、絶望してアルコールに酔っ払い、知りあいに不愉快なメールを送ったり、飲み会で鬱陶しい絡み方をしたりしたことは、いくらでも経験があります。おそらく家族がいたら、もっと状況は悪くなっていたと思います。それを考えれば、自己完結できる生活を送ってきたことによって、私はずいぶんと救われました。

こんな私が、自助グループで参加者の家庭生活の相談によく乗っているのは、思えば不思議なことです。前回トシが書いていたようなこと、つまり「大切なのは、家族だけで解決しないことです。まずは、依存症に関する専門知識を持ち、守秘義務を課せられた第三者と一緒に考えるのがよいでしょう」とか、「できれば、ぜひ自助グループにもつながることを願います。というのも、自助グループには、依存症支援に関する膨大な経験が蓄積されていて、家族としてとるべき行動を決断する際に大いに参考になるからです」といった発言は、私自身がじぶんの主宰する自助グループで、毎回のように訴えていることです。いつかじぶんでも家族か家族めいたものを持って、それでもこういうことを平気で言うことができるか、検証してみたいものです。

実家の父と母は、明らかな共依存状態にありました。アルコールに溺れて一日中ずっと飲みつづける父と、じぶんもカルト宗教に溺れながら、父の尻拭いをしてまわる母。ですが、私はふたりを見ていて、そのふたりがしょっちゅう言い争いをしながらも離婚する気配がないのに、いつも強い印象を受け――その理由の一端は、母の信じるカルト宗教で、離婚が原則として禁止されているからではあるのですが――共依存状態はひとつの解決になっているんだ、ということを経験的に理解することができました。ですからトシが書いていた「共依存とイネイブリングのおかげで、本人は生き延び、治療につながった」という事例がたくさんあることは、容易に想像がつきます。いろんな本を読んでいても、最近では「共依存」に関する言説の解体が盛んになっていますね。「共依存」を美化するのは禁物でしょうが、多様な言説がたくさん紡がれるようになると良いなと思います。宇佐見りんさんの『くるまの娘』(河出書房新社)という2022年の小説は、文学的な問題として、主人公の家族を「共依存」として断じる世間への抵抗の書でした。

発達障害の子どもの支援に関わっている私の仲間のひとりは、よく「発達支援は親支援から」という標語を口にしています。発達障害の子どもを助けようと思ったら、その子どもの環境を調整するのが最大の鍵になるわけです。そして誰かの「環境」の本質とは人間関係にあり、発達障害の子どもの環境に決定的に関与している人間関係とはその子の親にほかならないので、親の問題をなんとかしないと、子どもの支援はどうにもならないという意味合いです。アディクションの問題も包括できるように一般化するならば、「当事者支援は家族支援から」とテーゼ化できるでしょう。

従来の自助グループでも、たとえば当時者会の「アルコホーリクス・アノニマス」に対して、家族会の「アラノン」が定着していますね。ですから、このような考え方は、アディクション治療の現場ではむしろ常識なのかもしれません。それでも当事者を治すには、その「つながり」を回復しなければならず、その「つながり」とは第一に生活を共にする家族とのつながりだということは、しばしば当事者の意識からも、その人の家族の意識からも脱落していることが多そうです。これは改めて、注目されて良い論点だと思います。

小学生時代の私は、カルト宗教の教義に沿った暴力を日常的に母から受けていました。何回か前に書いた私が「女性が怖い」という心理は、端的に言えば、この問題に直通しています。ですから、男性が加害者側で女性が被害者側という論調が一般化されている場面で、私はいつも絶望しています。権力を執行できる側にあれば男性だろうが女性だろうが加害者性を帯びやすく、権力の支配下に置かれる側にあれば、男性だろうが女性だろうが被害者性を帯びやすいという事実が、しばしば看過されます。母との関係に由来するトラウマに苦しみつづける私は、いつもそのことに暗澹《あんたん》たる思いをしているのです。

私は母から暴力を受けるたびに、母の世の中に対する恨みつらみを聞かされました。母のためのある種のヤングケアラーだったわけで、距離感の近さゆえに、長男なのに長女になったような気がしました。夫（つまりじぶんの父）が浮気をしていることへの悔しさについても、たくさん聞きました。性の問題に関する呪詛も、子どもの私にたくさん浴びせられました。私の両性愛的性的指向やノンバイナリー的性意識（男でも女でもないという「無性」ではなく、男でも女でもあるという「両性」の感覚があります）の、どこからどこまでが先天的なもので、どこからどこまでが虐待を受けることによって母の人格を一部であれ強制的にダウンロードせざるを得なかった結果なのか、じぶんでも判断がつきません。

私がじぶんのアディクション的傾向で、いちばん気にしているのは、じつはアルコールよりも過食の問題です。人生のだいたいの時期を軽度の肥満状態で過ごしてきました。そして、じぶんの体型について、女性たちのようにいつも後ろ暗さを感じているのです。私が摂食障害を診断されていないのは、私が男性だから、つまり摂食障害を診断されにくい側の性別だからということがあるのかもしれない。もちろん、精神疾患というのはサラダボールみたいなものですから、いろんな精神疾患が重複して併発するのが普通なので、いちいち細かい診断をおろしていくことに意味がないということもあるのかもしれませんけれども。

アディクションと希死念慮

だんだん寒くなってきて、例年どおり冬季鬱に囚われるようになりました。自助グループの仲間が、暖かくなると希死念慮をテーマに選ぶ人が減り、寒くなると逆にテーマに選ぶ人が増えると言っていましたが、まったくそのとおりです。

同じ人が言っていたことですが、自殺未遂した人に話を聞くと、気がついたら転落していたとか、意識が戻ったら病院のベッドの上だった、という状況なのだそうです。それに対して彼は自殺をするかどうかで悩んでいるから、そういう状況では死ねないんだろうなということでした。私も基本的に同じようなメンタリティで、気がついたら後戻りができない状況になっていた、という段階に至っていませんが、それでも冬季鬱が深まると、高いところから飛びおりようかと思う気持ちに突きあげられる瞬間が出てきます。それは要するに、「死んで解放される物語」という「流れ」に巻きこまれているのではないかな、と思いました。私の人生の幸福の大半は「流れ」とともにありましたが、私の人生の終わりもまた「流れ」とともにあるのかもしれません。

18

アディクションと死を見つめて

松本俊彦

2023年12月28日

ヘイ、マコト、この往復書簡もついに18回目ですね。

前回のお手紙を読んで、勝手に「あ、自分と似ている」と感じたところがふたつありました。

ひとつは、ギャンブルのアディクションがない、という点です。私もギャンブルをする習慣がまったくなく、関心もありません。二十歳になる少し前に、友人に誘われてパチンコを2回くらいやったことがありますが、いずれも2000円分の玉が一瞬で消えるという体験をして、ひどくつまらない気持ちになったものです。以来、友人から誘われてもにべもなく断りつづけ、正直なところ、「ギャンブルにハマるなんて気が知れない」とさえ感じています。

実は、依存症を専門としながらも、これまでギャンブル依存症への言及を極力避けてきた理由は、まさにここにあります。私は、依存症を専門とする精神科医の真骨頂は当事者への愛にあると信じているのです。その点が、禁煙外来を担当する内科医との違いです。禁煙外来担当医のなかには、内心、「喫煙者ども早く死ね、地獄に堕ちろ」と考えている医師が少なくなく、そこには当事者への一片の愛もありません。

とまあ、そんな事情から、依存症関係の啓発事業でよくご一緒させていただいている田中紀子さん（公益社団法人「ギャンブル依存症問題を考える会」代表）から、かねてより「先生、ギャンブル依存症患者の面倒もみてくださいよぉ〜」と懇願されてきましたが、いつも固辞しているわけです。アルコールや薬物ならいいのです。私はニコチンとカフェインのガチ依存症なので、化学物質で気分をカスタマイズしたり、自分の集中力や思考力のパフォーマンスを高めたりする人の気持ちには、苦もなく共感することができます。

まあ、私の愛車遍歴を知っている人からは、「えー、でも松本先生、中古のイタリア車に乗るとか、それこそギャンブルじゃないですか？」と突っ込まれることもありますが、それはイタリア車にいささか失礼というものです。もちろん、購入後、みずから愛車のボンネットを開いてオイル量をチェックする、といった基本点検なしにカーライフを送りたい、という人にとっては、確かに中古のイタリア車はギャンブルかもしれません。しかし、そうしたチェックさえ怠らなければ、少なくとも90年代以降のイタリア車の故障なんて、想像の範囲内です。それにイタリア車といっても、フェラーリやランボルギーニなんかじゃなく、しょせんは大衆車です。部品代だって、同じクラスのドイツ車や国産高級車よりもはるかに安価なんです。

もうひとつ、自分と似ていると感じたのは、歴史好きと数学で挫折した経験です。

まず、歴史好きについていうと、小学生の頃から本当に歴史が好きで、祖父が購読していた『歴史読本』を毎月精読していたほどです。もっとも、歴史学者を志そうと思ったことはなく、小学校時代は、一人で机に頬杖をついて歴史上の人物が登場する架空の物語を空想する、といった二次創作に没頭していました。しかし、思春期に入ると歴史熱は急速に醒め、読書習慣だけが残りました。まあ、無理に点と点をつなげば、精神科医は「他者の歴史」を読みとる仕事なので、その意味では、歴史好きは多少生かされているともいえます。

それから、数学での挫折経験ですが、恥ずかしながら私は、数学どころか算数の時点で挫折していた気がします。簡単な四則演算でも計算が遅く、計算間違いも多かったからです。まあ、それでも暗記力でごまかしていましたが、高校2年くらいになって微分・積分が出てくると、落伍というか、もはや理解しようという意欲さえ失せました。

こんなことというと、「よくそれで理系の難関、医学部に入学できたな」と驚かれますが、私は運がよかったのです。自慢できる話ではないですが、私は母校以外の医学部には入学できなかったでしょうし、仮に入学できたとしても、いっさい講義に出席しなかった私は、母校以外の医学部では卒業がおぼつかなかった、と確信しています。

私が出た佐賀医科大学（現在の佐賀大学医学部）は、1973年、第2次田中角栄内閣のもとで推進された「一県一医大構想」（または「無医大県解消構想」）によって一気に新設された国立医科大学群のひとつで、私で10期生になります。

仄聞するところによれば、設立にあたって建学時の参与、日野原重明先生（故人、元・聖路加国際病院名誉院長）ら、当時、医学会に新風を吹き込んでいる偉大な先達たちが尽力し、地方の「駅弁医大」として埋もれることのないよう、あれこれ工夫をして独自色を出したそうです。たとえば、入学2次試験では学科試験をなくして小論文と面接のみにし、大学の講義では出席はとらず、留年制も設けない（ただし、10年以内にすべての単位を取得できなければ、中退ではなく除籍……）、その代わり図書館は24時間利用できるようにするから、「勉強は学校を頼らずに自分でやれ」と、医学部としてはかなり大胆な教育方針を採用していました。

そんなわけで私は、1次試験（センター試験）は得意の文系科目で数学の失点をごまかし、さらに、『Wakatte.tv』の学歴厨・髙田ふーみんから「チョンボ入試」といじられそうな2次試験で、無我夢中で小論文のマス目を埋めたのです。その甲斐あって、おそらくは日本一数学のできない医学生が誕生した、というわけです。

それにしても、このような変則的な入試方式のせいか、学生の顔ぶれは多彩でした。同級生の3割強は再受験者であり、その大半が文系学部卒業者や社会人経験者で、実に多様な経歴と個性の持ち主でした。別に母校をヨイショする気はありませんが、当時の卒業生のなかには、有名無名はさておき、各専門領域の唯一無二的存在として活躍する人が目立つように思います。

なお、現在、母校の2次試験は英語、数学、理科と通常の学科試験をやっていて、入学後も出席にうるさく進級に厳しい、ふつうの医学部になってしまったようです。ちょっと残念です。

孤立と自殺

往復書簡終盤に入ってからのいまさらながらの自分語り、大変失礼しました。

本題に入りましょう。

前回のマコトからの手紙、いつもと違う重いトーンでしたね。その末尾近くで、マコトはこう語っていました。「だんだん寒くなってきて、例年どおり冬季鬱に囚われるようになりました。自助グループの仲間が、暖かくなると希死念慮をテーマに選ぶ人が減り、寒くなると逆にテーマに選ぶ人が増えると言っていましたが、まったくそのとおりです」。

同感です。実は、このところ担当患者が立てつづき命を落としていて、忸怩たる思いに苛まれています。そもそも、依存症自体が非常に死亡リスクの高い精神疾患なのですが、そうとわかっていても暗鬱な気持ちになります。

振り返ってみると、そろいもそろって事故だか自殺なのか判然としない死に方でした。そして、亡くなった患者はいずれも他の精神障害――大半が発達障害やトラウマ関連の精神障害です――を合併する、いわゆる「重複障害」の人たちでした。加えて、虐待やいじめ被害、様々なハラスメント、あるいは、価値観の押しつけや束縛といった、有形無形の暴力に曝され、すっかり自分の人生を肯定できなくなり、そのせいで、薬物使用開始以前から「消えたい」「死にたい」という気持ちを抱えていました。

だからといって、彼らは死ぬために薬物を使っていたわけではありません。それどころか、死にたいほどのつらい気持ちを紛らわせ、生き延びようとするなかで、うかつにも計算が狂って事故死してしまっただけです。しかし、より正確に彼らの意図をトレースするならば、「オーバードースで死ねるなんて思ってはいないが、万一、誤って死んでしまっても、それはそれでかまわない」という感じなのでしょう。その意味では、事故か自殺かわからないといいましたが、やはり本質的には自殺の範疇に含めるべき死であったと思います。

いずれにしても、共通しているのは、それらの患者が孤立していた、という事実です。家族は、本人の薬物使用のすさまじさに圧倒されていて、そうした行動に口出しをしようものならば、逆に暴力や自殺の脅しで追い詰められ、疲弊し無力感に苛まれていました。結果的に、本人と家族とのあいだには深い断絶が生じ、ふつうの会話すらままならない状況でした。

家族以外の人とのつながりも断たれていました。まず、併存する精神障害の影響で社会参加できておらず、したがって、職場の同僚といえる人はいませんでした。恋人や友人を持つ人も少なく、仮にそういった相手がいたとしても、「嫌われたくない」という一心でその関係性に過剰適応して、本音が話せなくなり、かえってストレスをため込むありさまでした。

ダルクや自助グループに参加したこともありましたが、そこでも居場所を見出せませんでした。重複障害を抱える依存症患者の場合、集団場面が苦手なので、どうしても定着率が低く、また、定着するとしても相当に時間がかかります。やむをえず一般精神障害を対象とするデイケアや作業所につなごうにも、今度は、「依存症の人はちょっと……」と排除されてしまうのです。

何よりも、担当医の私自身が、利用できる社会資源のあまりの乏しさに途方に暮れ、無力感に囚われ、ひどく疲弊していました。その気配は確実に患者にも伝わっていたことでしょう。もちろん、自身の疲弊を避けるべく、ちょうどボクシングにおけるクリンチのような意味合いで、ときどき患者に危機介入的入院も提案してきました。

なるほど、そうした入院は一時的にはアディクションを中止させ、短期的な自殺防止に有効だったでしょうが、一方で副作用もありました。頻回な入院は病棟スタッフの態度を冷淡なものに変化させることがあるからです。いや、実際には病棟スタッフは何とも感じていなかったとしても、患者自身が「ちっとも改善しない自分に、病棟スタッフはうんざりしているにちがいない」と被害妄想的になります。その結果、次第に入院しても気が休まらなくなってしまうのです。

こうつらつらと書いてみると、亡くなった患者たちはいずれも、少なくとも主観的にはとても孤独で孤立した状況にあったなぁ、と改めて痛感させられます。

アディクションと死は表裏一体

いま振り返ると、死亡した患者たちの状況は、往復書簡第6回でとりあげた、スキナーボックスに閉じ込められた孤独なネズミと酷似しています。そう、檻のなかでレバーを押すと、頸静脈に刺入された点滴の針から麻薬を投与された、あのネズミです。

ネズミは日がな一日レバーを押しつづけ、最後は死んでしまいますが、そのネズミは決して死にたくてレバーを押していたのではありません。檻の窮屈さと不自由さ、あまりの刺激の乏しさや孤独感といった苦痛を紛らわせるべく、必死になってレバーを押しつづけていただけです。

確かにレバーを押さなければ、最終的にネズミが死ぬことはなかったでしょうが、「死なきゃそれでいいのか」とも思います。なにしろ、檻に閉じ込められていて、いつになったら解放されるのかわからない状況なのです。そんなところに長期間放置される苦痛は、尋常なものではないでしょう。もしも自分が同じ状況に置かれたならば、たとえ寿命を縮めてもいいから、麻薬がもたらす心理的無痛状態に逃げ込みたいと考えるはずです。

あるいは、前回、マコトが触れていた漫画『カイジ』に登場する、あの、理不尽な地下強制労働施設を引き合いに出してもよいでしょう。その施設のなかで、主人公カイジたちは厳しい長時間の労働を強いられ、「ペリカ」なる紙幣で支払われる賃金を借金の返済に充てることが求められていました。しかし、苛酷な環境における労働はすごくストレスがたまるわけです。それで、せっかく稼いだペリカを、ついつい缶ビールや柿ピー、焼き鳥といったささやかな愉しみで浪費し、結果的に解放される日がどんどん遠退いてしまうのです。

八方塞がりの状況です。娯楽に浪費するのはお世辞にも建設的ではないですが、だからといって、いっさいの浪費をやめて禁欲的な生活を送ったところで、借金はあまりにも膨大で、完済できるのは相当に先の話です。つまり、浪費をしてもしなくても、当面は苛酷な労働からは逃れられず、しょせんは地獄であることに変わりはないのです。

マコトが冬期鬱のなかでとらわれる「死んで解放される物語」が、こうした状況に起因するものなのかどうかはわかりません。ただ、こうした状況に起因する希死念慮は、これまで私がアディクション臨床のなかで感じてきた、患者たちが抱えるものと見事に符合します。

思うに、アディクションと死とは表裏一体の関係にあります。というのも、アディクション自体が、「死にたいくらいつらい現在」を生き延びるために、「死んで解放される」のを一時的に延期し、迂回する手段だからです。したがって、もしもアディクションの効果が減衰したり、何らかの事情でアディクションが不可能となったりすれば、死は現実の危機として迫ってきます。

こうした認識から導き出されるのは、薬物乱用防止啓発において見られる、例の「脅し教育」の無意味さでしょう。改めて肝に銘じるべきは、10代における薬物乱用のハイリスク集団はそのまま自殺のハイリスク集団と重なる、ということです。

私は、ある10代の薬物乱用者から聞いた言葉がいまでも忘れられません。彼は、薬物乱用防止教育で誇張された、薬物がもたらす快感と健康被害の話を聞き、こう思ったそうです。「自分で死ぬのは怖いけど、快感に溺れながらわけわからなくなって、ゆっくりと死に向かうなんてすばらしい」。また、ある覚醒剤依存症の成人患者はこういいました。「自分が覚醒剤を使いはじめたきっかけは、『人間をやめたい』と思っていたからです」。

アディクションはリカバリーの始まり

1930年代半ば、米国の精神分析医カール・メニンガーは、アルコール・薬物依存症のことを「慢性自殺（chronic suicide）」と、そして、リストカットのような習慣性自傷のことを「局所性（焦点性）自殺（local（focal）suicide）」と呼びました。いずれも、自身の危機的状況において、あたかも爬虫類が尾を切り離しながら延命を図るように、少しだけ自身の健康を犠牲にして延命することを意味します。依存症業界ではすっかり忘れられている古い理論ですが、私はいまでもメニンガーの指摘をさすがの慧眼と考えています。

それから90年近い時を隔てたいま、私も同じようなことを考えています。ちょっとEBM

風のキザな言い回しではありますが、それは次のようなものです。曰く、「アディクションは長期的には自殺の危険因子だが、短期的には保護因子として影響する」。そうであればこそ、人はなかなかアディクションを手放せず、手放すと決意しても、すぐに苦しくなってアディクションに舞い戻ってしまうのです。もちろん、このまま漫然とアディクションに頼っていれば、時間経過に伴って死をたぐり寄せてしまいますが、だからといって、乱暴にとりあげられれば、今度は、死が眼前に襲いかかってきます。

そして、矛盾するようではありますが、こうも考えます。アディクションとリカバリーは対義語ではなく、むしろ両者は同一線上に位置するもの、連続的なスペクトラム上にある、と。いや、もっと大胆にいいます。曰く、「アディクションはリカバリーの始まり」。

そこには、次のような意図があります――「死にたいくらいつらい現在」を牛き延びるためにアディクションを用いるのは最悪なことではない、少なくともただちに死ぬよりははるかにマシな選択だ、なにしろ、リカバリーの前提は「まずは生き延びること」だから。しかし同時に、ただアディクションに頼って延命するだけでは、長期的には死が近づいてきてしまうのも事実です。

それでは、このスペクトラムを少しでもリカバリー側の極に近づけるには、何が必要なのでしょうか？　おそらくそれが新しい価値観を持つコミュニティとのつながりなのでしょう。

そして、そうしたコミュニティとして、自助グループをはじめとする相互扶助的な集いの場がある――これは、この往復書簡を通じて何度も主張してきたことです。

前回、マコトはアディクションに溺れているときの感覚についてこう語ってくれましたね。「穏やかな幻想的空間に包まれた上で、なんとなく未来がだんだんと良くなっていくんじゃないかという予感が、天啓あるいは異世界からのテレパシーのように送信されてくる」と。そして、そのような体験に基づいて、「アディクションは自分の感覚を麻痺させるだけではなく、それに溺れながらもその人を生かす物語をもたらしてくれる」とも。つまり、アディクションの鎮痛効果のみならず、いわば物語励起効果のようなものにも言及していたわけです。さらに、生きつづけるためには、新しい物語を再起動させる必要があると指摘し、それを実現してくれる場所が自助グループであると、いわば「物語再起動装置としての自助グループ論」を提唱してくれました。

とても興味深い考え方です。12ステップ方式の自助グループにかぎらず、オープン・ダイアローグにおいても、まずは、参加する仲間たちのナラティブがポリフォニックに響き合うのに耳を傾けるところから始まるのでしょう。そしてそのような作業が、自身のなかに新しい物語の鋳型を生成させ、さらには、同じ事実が新しい鋳型のなかで明るい調性を帯びた言葉となって再生されるのです。つまり、「生き延びるための物語＝アディクション」が、今度は「生きつづけるための物語＝リカバリー」として再起動する――そんなプロセスを想像します。

物語の再起動に必要なこと

とはいえ、アディクション臨床に身を置く者として、いつも悩ましく思うことがあります。自助グループの物語再起動装置説には賛同するものの、依存症当事者はなかなかそこにつながろうとはしません。再三、参加を促すものの、実際に足を運んでくれる患者は1割程度にとどまり、継続的なかたちでグループに定着する人となると、さらにその一部です。

まあ、致し方ないところもあります。現代人は、「つながり」を言葉の上で肯定しながらも、いざそれが自分の問題となると一気に警戒心を高めるからです。少なくとも寒いからといって、決してニホンザルの群れのような「猿団子」――猿の群れが「押しくらまんじゅう」のように身体を密着させて暖をとること――を作ったりはしません。よほど親密な関係にある相手でなければ、私たちはつねに他者を、自身の体臭や口臭が届くエリアの外へと締め出し、一定のパーソナルスペースを堅持しようとします。

しかし、危機に瀕したとき、あるいは、自身の価値観が崩壊したときは例外です。たとえば、往復書簡の第14回で私が触れた、ＡＡ創始者ビル・ウィルソンのホワイトライト体験、あるいは、ネイティブ・アメリカンの呪術医がペヨーテを用いて引き起こす精神変容体験を思い出してください。そのような人工的狂気は、人々がとらわれている既存の価値観を崩壊させ、その結果、新しいコミュニティへの警戒心を弛め、相互扶助的グループを自然発生させる力があります。

狂気のみならず、激しい苦痛の体験にも同様の効果があるのかもしれません。かねてより私は、自傷の身体的疼痛がもたらす心理的鎮痛効果に関心を持ち、医療人類学的視点から様々な部族の呪術的医療を調べてきました。そのなかで、平原インディアンの一部族であるスー族が行うピアッシングの苦行に注目してきました。

スー族の人々は、鷲の羽根や骨で作ったフックを胸の皮膚に突き刺し、ロープで樹木から身体を吊るし、皮膚がちぎれるまで踊るそうです。あるいは、背中の皮膚にフックを突き刺し、そこからロープでバッファローの頭蓋骨を十数個引きずりながら、皮膚がちぎれるまで走り回る、といったこともします。このピアッシングの苦行は、かけがえのないものとして自らの肉体とその痛みを大精霊に捧げることで、人々の病気が快癒することを祈念するとともに、コミュニティの絆を深め、安寧を願う意味があるそうです。

新しいコミュニティの誕生や参画には、狂気や痛みといったショック療法的なものが必要なのかもしれません。そして私は、いまそう文章にしたためた自分に驚き、さらに妙な考えを着想した自分にもう一度驚きます――いわゆる「底つき体験」とは、凝り固まった価値観を崩壊させ、新しい生き方へと向かわせる、痛みのイベントなのではないか、と。

私は一貫して、旧来のアディクション回復支援で重視されてきた、「底つき体験必要論」に懐疑的な立場をとってきました。しかし、そこにまったく肯定的な要素がないのかといえば、どうやらそうともかぎらないようです。あくまでも「依存症当事者が自身のナラティブとしてその言葉を用いるかぎりにおいて」という条件付きではありますが、「底つき体験」には一定の治療的意義があります。その危機的体験には、人をして回復コミュニティ参画を促す効果があるからです。

妙な話です。一周まわって元いた場所に戻っている――そんな感じです。つくづくアディクションという分野は、底の知れない、深い沼地のような領域だと思い知らされます。

担当編集Fより

この往復書簡はマコトさんがイベントや打ち合わせ中にぐびぐびお酒を飲んでいる姿に衝撃を受けて始まりました。最初は「こんなにたくさん飲んで、身体に悪いんじゃないか。担当著者に早死にされちゃったら目覚め悪いし、やめてくれないかなぁ」なんて思っていました。しかし、自らニコチン依存症を自称する依存症専門医のトシさんとの対話を目の当たりにするにつれ、「お酒やタバコをやめればいい」という簡単な話ではない、ということに気が付かされました。

マコトさんやトシさんは公開の場という必ずしも心理的安全性が高いとはいえない場で、編集者の私がはらはらするくらい進んで自己開示をしてくれました。それによって依存症という病の複雑さ、当事者や当事者家族の生きづらさの数々が明らかになりました。次は、当事者がお酒やタバコに頼らざるをえない状況を作っている社会の方こそ何かをする番なのかもしれません。

特別鼎談

ギャンブル依存症問題を考える

ゲスト：田中紀子

（公益社団法人「ギャンブル依存症問題を考える会」代表）

2024年4月30日

――この度はお集まりいただき、ありがとうございます。本日は『酒をやめられない文学研究者とタバコをやめられない精神科医が本気で語り明かした依存症の話』の特別編として、ギャンブル依存症問題を考える会の代表の田中紀子さんにお越しいただいております。今日はリコさんと呼ばせてください。

ちょうど本書のもとになった連載の終盤の記事を更新した頃に、メジャーリーガーの大谷翔平選手の通訳の水原一平さんが、ギャンブルでの損失を穴埋めするために、大谷選手の口座から巨額のお金を引き出していた、ということが明らかになりました。そんな日米を揺るがす大騒動のなか、多くのギャンブル依存症当事者の方、当事者の家族の方が、記憶の蓋や心の傷を刺激されて、SNS等で様々な経験や思いを語り出していました。ただそんななか、トシとマコトはあまりギャンブル依存症に明るくない、ということでしたので、当事者の方に話を聞いてみましょう、ということになりまして、リコさんにお声掛けいたしました。本日はよろしくお願いいたします。

リコさん、まずは自己紹介をお願いしてよろしいでしょうか。

リコ　はい。田中紀子です。ギャンブル依存症問題を考える会の代表をやっています。ギャンブル依存症当事者や家族の支援活動をする団体を立ち上げて、2024年4月でちょうど10年になります。おじいちゃんと父親と夫がギャンブル依存症で、私自身も、三代目のギャンブル依存症患者です。

私は20年前に自助グループに繋がり、そこから回復しました。当時、ギャンブル依存症の患者の家族で自分も依存症、なんて人は、他には聞いたことがなかったんです。夫のギャンブルは止まってるんですけど、私の借金が止まりません、みたいな人はいなくて（笑）なんて孤独なんだ、もう無理なんじゃないか、って思ってたんですけど、なんとか回復することができていまがあります。

ギャンブル依存症のいま

――ありがとうございます。本書のもとになった連載は、お酒とタバコという2つの身近な依存物質を軸にしつつも、薬物やセックス、万引きなど様々な依存症の問題を扱っていました。ギャンブル依存症を経験されたリコさんが読まれてどう思われたか、率直な感想をお伺いできればと思います。

リコ　共感できたのは、自己治療仮説。依存症になったのは、もともとその人のなかにいろいろつらいことがあるからなんだろうなぁっていうのは、アルコールでも薬物でもギャンブルでも同じだなってていうふうに思いましたね。

あとはどんな依存症でも、やっぱりわかりあえるコミュニティっていうのはすごく重要ですよね。どんな自分でも愛されるところがあるって、やっぱり我々の誇りだと思います。普通の人はそんな場所持ってないでしょ。依存症になったからこそ得られた場所ですよね。

ギャンブル依存症の自助グループは、ほとんどが12ステップグループです。その私たち12

ステップグループのメンバーが民間団体を作ってるわけですよ。この民間団体のピアサポート集団が、ギャンブルによって起こった家族の問題とかお金の問題とかめちゃくちゃ詳しくなっていくので、当事者・家族にアドバイスをしたり、弁護士とか行政とかに一緒に掛け合って、っていうことをします。

ギャンブル依存って問題が多岐にわたって難しいから、コミュニティと経験者のアドバイスを伝えていくっていうのは、ますます重要になっていくような気がしますね。

アルコールとギャンブルで違うなぁと思ったのは、アルコールだと自助グループや断酒会のなかに体育会系のヒエラルキーがあって、飲んだ量とか断酒の年数とかで威張ってる古株が居座っているみたいなことがあるよって書かれていたところですかね。ギャンブルはあんまりそれがないですね。賭けた額でマウントするとかないわけじゃないんだけど、ギャンブルって時代とともにどんどん変わってっちゃうんですよ。

アルコールってそんなに流行によって依存のあり方が大きく変わったりしないじゃないですか？　でもギャンブルって、いまはカジノとかオンラインギャンブルとかそういう時代なので、取材でも講演でも何でも若い人に依頼がくるんですよ。自助グループにつながってきたばっかりの人たちが活躍できますね。

——リコさんの頃は、ギャンブルといえば競艇とか競馬とか。

リコ　そうそう。私はリアルに現地に行ってやってる時代なんですよ。でも、いまの人たちは場なんか行ったことないんですよ。YouTubeで見てアプリで賭けてるんです。私はその子たちから、何のアプリで賭けられるの？　とか、教えてもらわないとわかんないんですよ。えっ、PayPayでできるの？　とかって。あんたブラックなのになんでまだ賭けられるわけ？　って聞くと、Paidyとか審査ないんですよ、とか教えてもらって、ようやく実態を知れるっていうか。ギャンブル産業側のやり口がテクノロジーによってどんどん変わってくるので、新しい人たちの活躍の場がめちゃくちゃ与えられますね。

トシ　それは本当にいいですね。お酒は種類はたくさんあるけど、お酒の付き合い方みたいなものは明治時代からあんまり変わってない感じがする。

薬物依存症については、日本では覚醒剤がずっと「伝統」みたいな感じだったんだけど、それは今後どう変わるかな。ちょっと前までは、NAのミーティングに行っても僕、市販薬だからバカにされるんですよね、どうせ使うならブロンじゃなくてシャブにしとけばよかった、とかってぼやいてる患者さんがいたんですけど（笑）。

でも、だんだんと覚醒剤を使う人たちの高齢化が進んでいて、いまは50代が中心ですね。若い子たちは別の薬物とか市販薬とか。少しずつ乱用される薬物の種類、あるいは薬物乱用に付随する問題が変わってきている。もちろん、こういった状況にしても、10年後にはまた変わってしまうのかもしれないけど。

リコ　大きな違いですよね。ギャンブルの自助グループはもう20代・30代が中心ですもん。ただ、ちょっと年齢が若すぎちゃって、なかなか支援の場に繋がりにくいってこともありますけど。

私が、自助グループで一番大事だなと思ってるのは、誰かの手助けの側に回っていくことが、その人たち自身の回復を手助けすることなんですよね。だから新しく来た人が誰かの手助けをできるって状況があると、プログラムをやりやすいですよね。

トシ　それは本当にいいね。

――トシさんはギャンブル依存症はあまり臨床の現場では診ていないと書かれていましたね。

トシ　薬物依存症の患者さんに対応するのでもう本当に精一杯な状況なんだよね。それから原稿の中でも書いたんだけど、やっぱり僕、自分がギャンブルの面白さがわからないのに、無理して治療するっていうのはよくないと思ってて。結局、僕ら依存症を診ている人間は、依存症の人たちを何となく「俺も一歩間違ってたら患者だよな」っていうふうな認識を持ってやってるから優しくなれるところがあって。僕、パチンコやったこと人生で2回しかないんだよね。麻雀なんてルールさえ知らない。これでギャンブル依存症の人を診るのは、当事者の方に失礼という気がするんだよね。

――マコトさんはギャンブルではないですが、ヤフオクで結構、危ない時があったと。

マコト　はい。とある美術品を競りあって、900万円近くまで入札し、結局は競り負けました。あの数十分は大きなうねりに飲みこまれていたので、ギャンブル依存症の状態とそんなに変わらなかった気がします。私の父に関して言うと、一時はパチンコとか宝くじとかよくやっていたんですけど、それらはメインのアディクションではありませんでした。やっぱり圧倒的に依存対象は酒だったんですよね。もう帰ってきてからずっと酒を飲んでるという感じで。

私の子どもの頃、私たちは「ファミコン世代」っていわれていて、生活がテレビゲームを中心に回った最初の子どもたちなんですよ。私にもゲーム依存症、ゲーム障害とかゲーム行動症っていわれているものの傾向はあったかと思うんですけど、それがADHDの過集中なのかアディクションなのか、わりと難しいという問題があって。専門家でもよくわからないらしいので、私にも区別がよくわからないんです。

私の場合は、子どもの頃からあったアディクションというと、あとは過食ですね。もともとはガリガリな子だったんですけど、食べることで憂さを晴らすようになって途中から肥満傾向でいることが増えました。セックス依存症的な傾向——オナニーも含めて——コントロールできないくらい性欲に依存して、ストレス発散をするということもありました。

そう考えると総合的に、これらの依存や行動障害がギャンブル依存症に対するハームリダクションという面があるようにも思えます。

私は、特に自分でお金を稼ぐようになってからは、自分自身に投資するのが趣味なんです。例えば15個ぐらい外国語を勉強した時期があったりとか、世界の国々も50カ国近く行ったことがあったりとか、一時期までは自分の貯金を何十万何百万と使って自分に投資するってことをやっていました。なので、ギャンブル的なものをやってると自分に投資するお金が減っていくように感じるので、それが私のギャンブルに対する抑制になってきたかなっていう気はしてるんですね。そこらへんの感覚がちょっとでも違っていたら、私もギャンブル依存症になっていた可能性はあるかなと感じます。

競艇場が癒しになった

――なるほど。リコさんがギャンブル依存症になった時ってどういう心理状態だったんでしょうか。

リコ　その時に自覚があったかはともかく、実はいっぱいいっぱいになってる最中だったのかな？ってことが、振り返ってあとからわかった、という感じですかね。私がギャンブルにハマった時って、離婚した直後で。一生懸命生きてきたんだけど、いろんなことがうまくいっていなくて。

ギャンブルの何がよかったって、競艇場がめちゃくちゃいい居場所になったんですよ。

――競艇場が！

リコ　当時は競艇場が、周りの目を気にしないでいい、見栄張ったり人生の勝ち組のふりをしたりしなくていい気がして、すっごい気楽だったんですよね。それでここが私の居場所だと思っちゃって、競艇場に行くのがめちゃくちゃ楽しくなっちゃったんですよ。

――へー！　往復書簡でも「コミュニティ」が大事っていう話は出てきますが、今のお話だと、特に競艇場のおじさんと仲良くなるといったようなことがなくても、場所自体に癒しがあるということですか。

リコ　そうですね。ギャンブル場が居場所になったっていう人は結構多いと思いますよ。パチンコなんかもそうですけど、何にも考えないで誰にも邪魔されずに一人になれるっていうことで、そこが居場所になった人たちの話はよく聞きますよ。

トシ　気持ち的に籠るんだよね。化学物質の薬理作用で籠る人もいるし、場で籠る人もいる。だから薬物依存とギャンブル依存は共通している部分もある。一方で、リコさんのギャンブル依存症の仲間たちと会うと、高学歴とか、多分野で活躍する人とかが多いんだよね。酒とか薬に脳をやられてないってなるのかもしれないけど。あと、大学に入学後まもなくパチンコとかにハマるっていうパターンの人が、僕が出会った人には割と多いような気がしていて。だからそこまで学業にダメージを受けない人も多いのかもしれないな、なんて思うこともあるんだけど。でも逆に、すごい立派な大学に入ったんだけどギャンブルのせいで卒業できなくなっちゃうとか、周りの友達や彼女に迷惑かけまくり、みたいな人も結構いて。どうなんでしょうね。そのあたりの違いっていうのは。

リコ　どっちかっていうと、大学入学まではいい子だったっていう人、多いですよ。いま薬物もヤンキーだった人とか少ないとは思うんですけど。でも、処方薬依存の人たちが家出を繰り返してたりとかってあるじゃないですか。

トシ　あるね。

リコ　反発系というか。ギャンブル依存症の人はそういう感じではあんまりないですよね。中産階級のいい子の娘・息子みたいな、そんな感じが多いかな。我々の親たちって、学校の先生とか公務員とか看護師さんとか多いんですね。それでお金に対する先取り不安や、レールから外れてはいけないといった考えを植え付けられていて。解決策は金なんだ、みたいに考える人たちは多いかもしれないですね。金で人生を一発逆転してやる！　みたいな発想はあるような気がする。

トシ　でもやっぱり……いつもリコさんと話していて思うのは、僕はほら、ギャンブルっておっかなくて。冒険ができないビビりなんですよ。リコさんは、ここぞって時に勝負に出るんだよね。もうはたで聞いていてハラハラするというか（笑）。

リコ　そうですね。いまギャンブル自体はやらなくなりましたけど、それがこの活動に変わっただけで、会の運営方針はギャンブルそのものですよ（笑）。

――もともとそういう勝負師だったのか、それともギャンブルにハマる中で性格が変化して、そういう勝負師的な生き方を好むようになったのか、どっちなんでしょう？

リコ　あー、やっぱり私の場合はもともとＡＤＨＤっぽくて突拍子もなかったですよね。若い頃から金つかんだら全部使っちゃうみたいな。ただし、おかげさまで落ち着きがない分、働き者ではありましたね。

トシ　ぜひマコトさん、ＡＤＨＤの当事者として、リコさんも……あ、僕別に診察したことはないけど……。

マコト　リコさんは本当に見るからにＡＤＨＤなので、私はとても親近感を覚えています。Ｘで投稿をいつも見てますし、刊行なさった本もだいたい読んでるんですけど、こういう感じの人だとは想像できていませんでした（笑）。

リコ　あははは。先生が覚醒剤を飲むとＡＤＨＤが落ち着くっていうので、ちょっと心がグラグラしましたけど（笑）。

トシ　そうだよね。でもそうすると多分リコさんらしさがなくなっちゃうと思うんだよね。なんか変におとなしくなっちゃって。

リコ　まあね（笑）。

マコトがギャンブルにハマらなかった理由

マコト　リコさんの話を聞いていてハッとしたのは、ギャンブルって偶然というものにサーフィンできるかどうかの依存症なんだなということ。私は偶然から支配されるのがすごい苦手というか。私にはＡＤＨＤだけではなく自閉スペクトラム症の、物事をうまく想像できないっていう特性があって、普段から想像外のことがどんどん起こって困ってしまう、というのが私の人生って感じがするんですよね。この偶然による支配力を極力減らしたいっていう気持ちがあるので、マンガやレコードやガラクタの収集が好きで歯止めがきかなくなって借金をしてしまったり、という散財の体験は何度もあるんですけど、ギャンブルに不安が大きかった。カジノに行って大儲けをして素晴らしいグッズをゲットする、みたいなことができるとしても、不安感に勝てなくて、それでその方面から逃げて来たのかもしれません。酒なんかだったら、酔えるか酔えないかが偶然に左右される、なんてことはありませんものね。

リコ　おっしゃるようにギャンブルっていうのは、最終的には偶然性に左右されるものに賭けるっていうところに、ヒリヒリしてハマるんだと思いますよ。

みなさんが共感できる内容かわからないですけど、マージャンとかポーカーとかって、腕がものをいうギャンブルじゃないですか。実力が結構、影響するんですよね。もちろんそれだけじゃないんですけど、強い人って確実にいますよね？　それで大王製紙の井川意高《もとたか》さんが、そういうものに賭けてるうちはまだまだだと。全くの偶然性のゲームに賭けるようになるのが本物のギャンブラーだっていうようなことを言ってたのを聞いたときに私は、その通り！　って思いました。

マコト　私、ミステリー小説とか読むときに、まずそのネタバレを知ってから読みたいんですよね。偶然性に賭けるっていうのがすごい恐怖なんです。

――えぇー！（笑）

マコト　犯人とかトリックとか、わかるかわかんないかよくわからんもんなんて、読みたくないっていうのがあって、そんな時間に賭けることはできないと思っちゃうんですよね。

リコ　わかるわかる。逆に私たちは完全に偶然性で支配されていて、先が全くわからないものにヒリヒリしてるときに覚醒するってことですよね。先行きのわかんない偶然性に委ねるみたいなこと自体に興奮するというか、パキッとしますよね。

あと、勝ち負けに執着するっていう人は多いかもしれないですね。勝負事が好き。それはあると思いますよ。

ギャンブル依存症になるひとは仕事ができる？

——確かにそういう傾向を伺っていると、ギャンブルが好きな人は仕事ができそう、という印象を抱きました。勝負の前に興奮してガッとなるというのは、勉強とか試験とかビジネスとかに強そうです。

リコ　実際、いい学校に入って、スポーツもそこそこ記録を残せましたって人が多いです。学生時代はそれでヒーローになれるけど、一般社会に出たら別に大して評価されないなんていうのってありがちじゃないですか。そのギャップで、俺はこんなもんじゃないみたいな感じになっちゃって、ギャンブルで一発当てて金持ちになる！ みたいにいっちゃうんじゃないですかね。そういう人にとっては、人生が行き詰まったときに一発逆転できるものが魅力的に見えるというか。だんだん負け越していって、借金返すためにやってんだみたいになってっちゃいますけど。

あの、ギャンブル依存症になる人のことを、確率計算もできないバカだと思ってる人って多いじゃないですか。でもそうじゃないんですよ。優秀な人も多いし。それで本人たちも自分たちは計算とか予測とか得意だからギャンブルの神になれるんじゃないか、ぐらいに思ってるんですよ。しかも最初の頃、ボーンと当てて。だから理系の人も多いんですよね。

トシ　あははは。

リコ　ね。変な話、薬学部出身とか、銀行員とかね。

トシ　うん。いるね。

リコ　自分は計算が得意だと思ってる。むしろそれでもっといい人生になるんじゃないかみたいなことを考えちゃったり。でも負けが込んでくると、ひたすら借金を返すためにやるようになる。ただそれもやっぱり一発逆転で返そうってなるんです。ギャンブル依存症かどうか見分けるのに重要な指標のひとつが「**ギャンブルで負けた金はギャンブルで取り戻そうとする**」。

いまになって思えばそんなこと絶対できないんですけど、ハマってる時は大きく当てて取り戻すしかない！　って追い立てられる気持ちというか、強迫観念に取り憑かれてましたね。どんどん視野が狭くなっていきます。

当事者はなかなか気がつけない

――リコさんが初めて自助グループに繋がったのは、いつ、どういう時だったんですか？

リコ　20年前に夫の借金が発覚した時ですね。私、自分のギャンブルはおかしいとは思ってなかったんですよ（笑）。でも夫のことはおかしいと思ったんですね。それで夫を医者に引っ張っていって。その医者が、いま思うとすっごいファーストコンタクトがよくて、こんなとこ来ても治んないから自助グループ行きな、って感じだったんですよ。なんじゃそりゃ、って行ってみたのがきっかけですね。

——最初はお連れ合いの付き添いで自助グループに。ご自身が回復の主体になられたのはどういうきっかけだったんでしょうか。

リコ　ギャンブル依存症の家族の自助グループ行けって言われたんで、家族の自助グループに通ってた時に、いろいろな蓋が開いちゃって、あー、そういえば親もギャンブルでおかしくなってたなとか。それでもう行き始めたらすぐ苦しくなっちゃって、そこから買い物依存になっていったんですよ。

——今度は買い物依存のほうに。

リコ　そうそうそうそう。それで買い物依存になったときに、私、依存症なんだ、って気がついて、よく考えたらギャンブルでも借金してるじゃん！　って。

——そこで気がついたんですね！

リコ　ずっと自分が依存症なんだなっていうのがわかんなかった。だって借金は、回ってれば別に問題なくね？　と思ってたんで。相当無理しても自転車操業できたから、破綻してるっていうのになかなか気づけないですよね。

——当時、誰かに言われたというよりは、ご自分でご自身のこと語ってるうちに別の依存症になって、そこでご自身のことに改めて目が向いた。

マコト　よく依存症って「否認の病」って言うじゃないですか。私はあの表現を聞くたびに、「否認なんかしてないよ、ありのまま自分が依存症だって認めてるよ」って思ってたんですよ。でも、いまの話を聞くと「そういう意味での否認ということなのかな」って腑に落ちるような気がしました。私も同じで、アルコール依存症になった時には、例えば家に夕方6時頃帰ってきてから0時過ぎまで飲んで疲れたら眠るとかやっていたのに、発達障害の支援者に、アルコール依存症の治療に行きましょう、と言われて、自分には関係ないと思いましたもんね。毎日それが当たり前になってしまっているので。

リコ　ですよね。生活が破綻してるってこともわかんなかったですよね。

マコト　いまは打ち合わせやイベントでアルコールを飲んでると、みんながざわざわするなってことに気がついたので、いまは自宅ではこういう、コーヒーでも飲んでいるかのようなコップでビールやチューハイを飲んでいますけども。（コーヒーカップを掲げるマコトさん）

――そうじゃないかと思っていました（笑）。マコトさんがイベントでストロング缶を呷《あお》った瞬間、スタッフのみなさんがびっくりしてましたね。

リコ　うちみたいに昔から貧乏な家にいると、貧乏で生活費が回っていかないのがデフォルトだから余計気がつかないですよね。みんなこんなもんじゃないの？　って思ってました。

マコト　私も一時期そうでしたね。働き出してからクレジットカードを使えるようになってカードを3種類ぐらい持っていてそれぞれの借金が300万円とかになったことがあるんですよね。でも、それってカード会社から訴訟されたりとか、そんなふうにはなっていないから普通だと思ってました。

リコ　ですよね。自転車操業でも回ってるんだから別に問題ないよね、って思ってますよね。

マコト　将来的には完済できると思ってましたしね。「いや、ぜんぜん大丈夫。気にしない、気にしない。一休み、一休み（一休さん）」って。そういうふうな形での「否認の病」ということかもしれないですね。

自認、そして回復

――リコさんはその後、生活をどのように立て直されていったんですか？

リコ　こつこつ返すしかないんだっていうことが腹落ちしたっていう、それだけですね。それを認めるのがめちゃくちゃきつかったですけど。だってもう借金が総額３０００万円ぐらいになっちゃうわけだから。それをいつか取り戻してやるって、まだまだギャンブルの研究が足りないと思って努力してるわけですよ。痛みを伴ってあらゆるものを我慢して、ギャンブルの研究にお金を費やしてきたのに、その日は来ないんだ、っていうのがめちゃめちゃつらかったですよね。すべてが無駄だった、っていう何とも言えない悔しさというか、喪失感というか、さみしさでいっぱいでした。もう生涯ギャンブルできないんだって。

――マコトさんはクレジットカードの返済はどういうふうにされていったんですか？

マコト　私の場合は、アルコールなどと並行して、何かにハマっては借金ができるまで使いこむというのを繰り返してきたわけですね。博士課程の時から日本学術振興会の特別研究に採用されてお金もらってたんですけど、貯金ができたらレコードやCDを買って全部使うとか、海外旅行で全部使うとか語学の勉強を10種類以上やって使うとかそういうことを何回も繰り返していました。骨董品の収集にハマったりとかゲームにハマったりとかもしていたんですけど、そのサイクルから抜けたのは40歳で休職することになったときですね。あまりにも眠れなくて、これ以上働けないというふうになったわけですね。それで精神科を受診していわゆる適応障害と発達障害の診断を受けて、そのあとでアディクションの治療に行った方がいいと言われまして、依存症も診断されました。
　それまでもいろいろあったのであちこち人間関係が破綻したりとか、コミュニティからドロップアウトしてから学会に行かなくなったりとか、そういうことがいっぱいあったんだけど、自分のいいところばっかりに目を向けてましたね。研究者として「あの人はいま？」状態になってましたけど、「まだまだ巻きかえせる」とか自分を励ましたりして。でも休職をするわ、精神疾患の診断を受けるわで、ようやく発達障害者支援センターや障害者職業センターに通うようになって、認知行動療法とかSST（ソーシャルスキルトレーニング）とかをやって、自助グループを知って自分でも開催するようになってというような、福祉との出会いによってようやく立ちなおれたという具合ですね。
　そしたらそっちが面白くなって、今度は自助グループに依存して10種類主宰してるというわけです。

リコ　自分は普通だと思ってると行動を変えないですよね。だいぶ特殊なんだとわかったらハッと目覚めるというか。でも楽になりますよね。

マコト　そうそう、肩の力が抜けますよね。自分が「ぜんぜん普通じゃない。アル中だ」っていう事実に目覚めてから、初めて生き方を変えようと決意することができました。（そう言いつつ、またコーヒーカップでビールをぐいっと飲むマコトさん）

依存症対策のこれから

リコ　でもなんていうのかな、ギャンブルの犯罪への近さっていうのは、アルコールや薬物とはまた違うなって感じがありますね。被害者を生み出す犯罪にものすごい近いのがギャンブルだと思います。

――どういうことですか？

リコ　万引き・窃盗とかもそうですけど、横領とか。ひどい場合は強盗とか。周りの人に多大なる迷惑をかける、被害者を生み出す犯罪に最も近い依存症がギャンブルになっちゃったと思います。

薬物はそれ自体で逮捕されて犯罪者のレッテルを貼られて……もうね、なんでこんなに薬物のスティグマ強めてんの？　っていうふうにも思うけど。ギャンブルは薬物に比べてみんなちょっと簡単に手を出しすぎだよって思いますね。

だってアルコールって数百円とか１０００円とかでちゅうちゅう飲めるじゃないですか。薬物はちーっさなパケ、数万円で何日も持つんでしょ？　そんなのギャンブルは秒だからね。ギャンブル依存症になったらそんなもんじゃない。３００万円を１日で溶かすとか、そういうレベル。だからアルコール、薬物、ギャンブル、ゲーム。この４つの中ではギャンブルがダントツで危険だと思う。

トシ　例の水原一平さんの件で、日本の報道ではあまり触れられてないけど、カリフォルニア州ってアメリカの中で大麻の娯楽的使用の合法化はかなり早い州だったんですよね。だから、カルフォニア州だとタバコ吸う人よりは大麻を吸う人の方が多いような状況なんですよ。ただ一方で、スポーツ賭博は禁止されているっていうのがあるじゃないですか。やっぱり文化によって何をよくないこととみなすかっていうのはずいぶん違うんですよね。日本だったら公営ギャンブルとかパチンコとかが身近にあったりとかして、その一方で薬物にはめっちゃ厳しいと。

それから水原一平さんの報道を見ていて、胴元の人がすごい凶悪な金の引っ張り方をしてきていて、違法化して地下に潜ると怖いことが起きるよなぁともちょっと思ったんですけどね。なんかそのあたりのことは、リコさんどんな風に思ってるかちょっと聞きたいと思って。いろいろたくさん取材を受けてるでしょう。

リコ　そうですね。いまギャンブルって、公営以外は基本的には禁止してるのにこんだけ広がっちゃってるじゃないですか。オンラインギャンブルなんて全く抑止力が利いてないって状況で、合法化したら合法ギャンブルが広まり、さらに違法も広まるという状況になっちゃうと思うんですよね。だから、そのなんて言うのかな？　違法にするとか合法にするとかで依存症の問題を解決しようっていうのは、現実に即してないなっていう気持ちがあるんですよね。薬物だって、違法薬物は厳罰化してるから入ってきてないみたいな理屈もある一方、違法じゃないけど処方薬依存がどんどん広まってるし。

私はいまの社会のギャンブルへの寛容さをちょっといいかげんにしてくれと思ってるんですよ。競艇をボートレースって言い換えて間口を広げたり、ＩＲ事業を推し進めたり。日本社会はお酒やギャンブルの危険性にはあんまり気づいていなくて、逆に薬物やタバコの危険性には敏感なわけですよ。だからもう少し、ギャンブル依存症って本当に危ないんだぞ、こんなにリスクがあるんだぞってことをもっと伝えていきたいですね。

マコト　そう聞くと、お酒はなんで規制が進んだのか気になってきますね。酒っていまでも大っぴらな広告なんかは多くて、甘いところは甘いですけど、私たちの若い頃って18歳で大学に入ったら酒飲むのが当たり前で、最初の合宿とかで教授たちが酒を持ってきて用意して、学生が飲めなかったら叱られるみたいな文化がありました。けど、いまそんなことやったら新聞に載るじゃないですか。なんで未成年に対する酒の規制は進んだんでしょうね。死亡事故がたくさん報道されていったからかな？

――一気飲みとかで。私が大学生の頃もまだちょっとありましたね。

トシ　それでアルコールの有害性みたいなのが一気に周知されたっていうのはあるのかもしれないですね。ただ一方で、20歳以上に対する啓発は全くないんですよね。

マコト　飲酒運転はすごい厳しくなりましたよね。むかしは、「そんなの普通」って扱いだったじゃないですか。いまは一発でクビになりますよね。

――1999年に東名高速道路で飲酒運転のトラックが事故を起こして小さなお子さんふたりが亡くなった事故がきっかけだったと思います。当時、事故現場で燃え盛る炎のなかにお子さんが取り残されているのを、命からがら車から脱出したお母さんが見ている、という様子が報道されていて、鮮烈な印象を残しました。

マコト　ご家族の方たちが一生懸命活動をされたんですね。そのあたりも影響しているのかなと思います。やっぱり被害者やその家族が働きかけるっていうのは、声が広く届きやすいということなんですね。

――一平さんの事件で、ギャンブル依存症という言葉が報道で出てくる機会は急激に増えましたよね。

リコ　そうですね。ただ、地上波のテレビの報道の仕方は人格攻撃みたいになっちゃってるので、やめてほしいなと思ってますけどね。

やっぱり大谷選手が世界最高クラスのスポーツ選手だったので、一平さんが使った金額もとんでもないじゃないですか。でも、ほかにも横領事件ってもっとすごいのが起きてるんです。やっぱり世間がギャンブル依存症に対してそんな大きな問題だと思ってなかったってことですよね。実際には、みんなが関心を持ってなかったっていうだけで、当事者や家族、被害者はずっと大変な思いをしてきてる。こっからちゃんとみんなに正しい知識を持ってもらうということが必要だなとは思ってます。

ギャンブル依存症家族への支援

――いまちょうど当事者家族の話が出ましたが、連載の後半でも依存症家族はどのようなことで苦しむのか、家族を周囲はどのようにケアして支えていったらいいのかという話もしています。ギャンブル依存症当事者でもあり、家族でもあるリコさんから見ていかがですか？

リコ　まずはお金の問題ですよね。家族も貧困になっちゃうし。お金の問題が大きくなるにつれて、この人も、私たちも一体どうなっちゃうんだろうっていうことで、家族もものすごい怖いわけですよね。そこに対して支援してあげるっていう仕組みを作ることが一番重要だと思います。

昔は家族は借金の肩代わりをしちゃダメ、それをビシッとできるかどうかが回復の試金石みたいことを言われてたんですけど、私はやっぱりそれだけではおっかなすぎてできないよねと思ってたんですよ。家族の人もそれ言われただけじゃ手を放すことはできないですよ。ですから、家族が手放した後に「こっちに任せな、こっちがなんとかしてやっから」っていう仕組みを作るのに、いろいろ試行錯誤してきましたね。

私も昔は12ステップグループしか認めねーぞ！　って気持ちがすごいあったんですけど、だいぶ大人になってきてですね（笑）。最近はまぁいろんな回復の形があるんだなってというふうに思っています。

連載の途中にも出てきてましたけど、実はギャンブル依存症のハームリダクションをやろうとしていて。12ステップグループを通じてギャンブルをやめられるって、ごく一部の限られたエリートじゃん、って気づきがあって。そうなれない人たちに対して、私たちはできることをもっとやった方がいいんじゃないの？　って気持ちになりましたね。

――ギャンブル依存症のハームリダクションって、具体的にはどのようなものになるのでしょうか？

リコ　ギャンブルのハーム（害）を減らしていく（リダクション）ってことですよね。やっぱりギャンブルの危機って言ったら自殺と犯罪だと思うので、それを予防する。そのために患者にちょっとした小銭を渡して、取り返しのつかない犯罪や自殺を防ぐ、という活動を始めようと思っています。

なので家族は尻ぬぐいしないんだけど、本当にどうにもならないときは私たちが1000円くらいの少額のお金をあげちゃうみたいなことをやり始めたんですよ。そうすると当事者が支援団体にめちゃくちゃ繋がってくるし、回復できるなっていうこともわかってきたんで。

家族も安心して手放せるじゃないですか。だって自分がお金を渡さなかったら、この人はどうやってご飯を食べるんだっていうような状況になっているところに、大丈夫？　手放したら私が手を差し伸べてあげっから、いいから手を放しな、ってやったら家族も安心して手を放せるじゃないですか。だから家族が安心して手放せるような仕組みを作るっていうのが家族支援の大事なとこじゃないかなと思います。手放せ手放せ、闇金なんか来ても法的には払う必要ありません、みたいこと言われても家族は自分の家族を見捨てられないですよ。

トシ　最初このアイディアをリコさんから聞いた時に腰を抜かしたよ。

リコ　あははは。

トシ　お金、返ってくる見込みないじゃんって。

リコ　なんとかなるんじゃないかと思ってて。会の運営は。

トシ　でも、すごく大事な話をしてると思いますよ。従来の「家族は突き放しなさい」みたいなことだけ言っちゃうと、結局家族は怖くて突き放せるわけないいんだよね。それでは行動が変容しないっていうのがあって。だから同時に手を放してください、その代わり、我々に任せてくださいっていう。これまではそういうサポートがないまま、家族の対応がこうあるべき、というのが流布されてたところがあるんですよね。挙句の果てに、家族も「否認」してるとかって言われちゃって、すごい傷ついて。でもリコさんが言った、ギャンブル依存症に対するハームリダクション。これがあれば、ひとまず当事者が自殺しないで済む。野宿したり飢え死にしたりしないですむ。

リコ　やっぱ社会の治安を守らないと。だって当事者の人が会社に行って、営業に出て、車を駐車場に入れて、そこから出るお金がないって言うんですよ。もうもうどうしたらいいかわかんないって。本人にとっては生きるか死ぬかの大問題なんですよ。じゃあもうそのお金ぐらい、私が振り込んであげるよって、振り込んで。じゃあ今日一緒にミーティング行こうって言うと、案外ね、2、3000円の金でも他人がやってくれるとめちゃくちゃ恩に着てくれるんですよね。家族からは2000万円搾り取ったってまだ取ろうとしてるのにね（笑）赤の他人の1000円は、家族の100万に値するというかですね。全然違うんですよ。それで借りちゃったし悪いなーと思って一緒にミーティングに来てくれるんですよ。

リコ　すごい。すごい。依存症者ってなんか礼儀正しいんですよ。

――赤の他人の力、すごいですね。

トシ　義理堅いよね。

リコ　そうそう。だから赤の他人が1000円助けてくれたっていうことに対してはやたらと恩義に感じてくれたりするんですよ。ほんとうに不思議。昔からのやり方を厳守している人からは怒られるかなと思いますけどね。

——お金を渡すにあたって、額や期間は決めるんですか？

リコ　1日1000円で、10日間ぐらいまでっていうふうにしようかなとは思ってるんですけど。それくらいあれば生活保護が受給できたり、行政の支援で現物支給を受けられたり、寝るところが確保できたりとなんとかなることが多いので。でもそれ以外にも、家がなければネットカフェとかカプセルホテルのお金のとか、臨機応変にやろうかなみたいな。あんまり深くは決めてないです。ちょっとずつやってますね。

——ありがとうございます。マコトさん、いかがでしたか？

マコト　そうですね。リコさんがめっちゃADHDだなっていうのはさっき言いましたけれども、やはりそれと同時にめっちゃアディクションの人だなと。この人はガチだな、というオーラがたっぷりで、ある種の感銘を受けたというか、なんというか。

リコ　あはははっ。

マコト　目が据わってますもんね（笑）。

リコ　そうですね。いま私は、ギャンブル依存症対策依存症って言われてるんですよね（笑）。

マコト　私も自分で自分のことを自助グループ依存症って言っているんですけど、それはさておきアディクションの人って、私の場合のように、発達障害とか機能不全家族とかの背景があることが多くて、心の傷や嫌な記憶を忘れるために自己治療しているうちにとんでもないことになっていたっていうパターンが目立ちますね。

リコ　そうですね。よく依存症者って意志が弱いやつって言われますけど、そうやって自分で大変なことを乗り越えていこうとしてるってことだから、意志もガッツもあるなと思ってて、私はそういう仲間が大好きですよ。

おわりに

横道誠

往復書簡の体裁を取った書物は世に数多くあるけれども、この往復書簡という形式は、案外と弛緩しやすい弱点を持ってていはしないだろうか。ゆったりのったりとした漫然たるコミュニケーションを許してしまうところがある。私が最初に松本俊彦先生との往復書簡の企画をいただいたとき、まずはそのような懸念を抱いた。

松本先生と言えば、お近づきになる前から、学術的な文章を紡ぎながらも、エッセンシャルな語彙を無数に弾けさせるかのようなスリリングな文体の名手、と感心しながら、謹んで敬愛申しあげていた相手だった。そして僭越ながら、私はじぶんの文章も、わりと似たような長所を帯びているときが多いのではないか、と思っていた（うぬぼれでは、ありませんように）。

そのようなわけで、私がまず思ったのは、往復書簡の形式を取ることで、私たちのその持ち味が失われないようにしなければならない、つまり松本先生や私のべつの著作群のように、私たちによって織られる言葉がキラキラと輝き、表現が自在に乱舞して、読者に興奮や覚醒や酩酊をもたらさなければならない、そのような仕方で読者にアディクションのようなものを体験させなければならない、ということだった。

そんなように思ったために、私は最初の打ちあわせのときに「今回は自助グループ方式でやりませんか。私が『ヘイ、トシ!』と呼びかけるので、松本先生は『ヘイ、マコト!』と呼びかける、という流儀で往復するのはどうでしょうか」と提案した。そんな工夫がなくても、松本先生に関しては、いつもながらの本領を発揮できたとは思うのだが、少なくとも私は、この「ヘイ、トシ!」「ヘイ、マコト!」の力に押されて、この連載を最後までワクワクしながら書きつぐことができた。

ところで、担当編集者の藤澤千春さんから、最近の私のアディクション状況についてもあとがきに書いてほしいと依頼されたので、それについて以下に記しておこう。

私の生活は相変わらずで、毎日基本的に飲酒を欠かしてはいない。ただし連載を始めた1年くらい前と比べて、さらに飲酒量が減ってきたような気がする。アルコール依存症の診断を受ける数年前までの飲酒量を100とするなら、診断を受けたあとは30になり、現在は10か15くらいになっている、というところだ。

1ヶ月に1回ほど飲み会に参加することがあって、その夜にはふだんより多く飲んだりするけれども、かつて長年そうだったように果てしなく浴びるように、じぶんの肝機能のアルコール分解酵素が無際限の機能を発揮していると錯覚するかのように飲みまくる、ということはまったくなくなった。

過食の傾向も治まっているし、セックスやオナニーにそれほど溺れたりしていないし、もちろん万引きなんかはしていないし、ゲームもギャンブルもほとんど無縁だし、若い頃のように夢中になったものに全財産を蕩尽するということもなくなって、おおむね平穏な人生を送ることができている。

発達障害の診断を受け、アルコール依存症の診断を受け、さらには睡眠時無呼吸症候群、緑内障、糖尿病といった体の病気の診断を受けて、自助グループを多数主宰するようになり――約4年間で主宰した回数が500回を超えた――、ライフスタイルを抜本的に変えていったことで、私はじぶんのアディクションと完全に手を切るに至っていないものの、穏やかな和解を進めつつある、と言えるような気がしている。

本書のもとになった連載は、熱狂的に歓迎された。応援してくれた当時の読者たちにも(願わくば、その人たちが本書も買ってくれますように)、本書で初めて私たちの往復書簡に接する新しい読者たちにも、「心からありがとうございます」と言っておきたい。連載を企画し、変わらず私たちを支えてくれた藤澤さん、装丁と装画を担当してくれた鈴木千佳子さんにもお礼を申しあげる。そしてもちろん、わが親愛なるトシにも、最後に楽しい座談会を堪能させてくれたリコさんにも、最大の感謝を込めて。

２０２４年８月

横道　誠

松本俊彦　まつもと・としひこ

1967年神奈川県生まれ。医師、医学博士。国立精神・神経医療研究センター精神保健研究所薬物依存研究部部長。1993年佐賀医科大学医学部卒業。神奈川県立精神医療センター、横浜市立大学医学部附属病院精神科などを経て、2015年より現職。2017年より国立精神・神経医療研究センター病院薬物依存症センターセンター長併任。主著として『自傷行為の理解と援助』(日本評論社)、『アディクションとしての自傷』(星和書店)、『自傷・自殺する子どもたち』(合同出版)、『アルコールとうつ、自殺』(岩波書店)、『自分を傷つけずにはいられない』(講談社)、『もしも「死にたい」と言われたら』(中外医学社)、『薬物依存症』(筑摩書房)、『誰がために医師はいる』(みすず書房)、『世界一やさしい依存症入門』(河出書房新社)がある。

横道誠　よこみち・まこと

京都府立大学文学部准教授。1979年生まれ。大阪市出身。文学博士(京都大学)。専門は文学・当事者研究。単著に『みんな水の中——「発達障害」自助グループの文学研究者はどんな世界に棲んでいるか』(医学書院)、『唯が行く!——当事者研究とオープンダイアローグ奮闘記』(金剛出版)、『イスタンブールで青に溺れる——発達障害者の世界周航記』(文藝春秋)、『発達界隈通信——ぼくたちは障害と脳の多様性を生きてます』(教育評論社)、『ある大学教員の日常と非日常——障害者モード、コロナ禍、ウクライナ侵攻』(晶文社)、『ひとつにならない——発達障害者がセックスについて語ること』(イースト・プレス)、『あなたも狂信する——宗教1世と宗教2世の世界に迫る共事者研究』(太田出版)が、編著に『みんなの宗教2世問題』(晶文社)、『信仰から解放されない子どもたち——#宗教2世に信教の自由を』(明石書店)がある。

特別鼎談ゲスト　田中紀子　たなか・のりこ

公益社団法人ギャンブル依存症問題を考える会代表。国立精神・神経医療研究センター精神保健研究所薬物依存研究部研究生。祖父、父、夫がギャンブル依存症者という三代目ギャンブラーの妻であり自身もギャンブル依存症と買い物依存症から回復した経験を持つ。2018年12月 ローマ教皇主催「依存症問題の国際会議」に招聘され、日本のギャンブル依存症対策等の現状についてバチカンで報告をした。著書に『三代目ギャン妻』(高文研)、『ギャンブル依存症』(角川新書)、『家族のためのギャンブル問題完全対応マニュアル』(アスク・ヒューマン・ケア)。

初出

本書の第1章〜第18章は、Webマガジン・OHTABOOKSTANDにおいて、
2023年6月〜2024年3月まで連載されていた記事に、加筆・修正を加えて収録した。

酒《さけ》をやめられない文《ぶん》学《がく》研《けん》究《きゅう》者《しゃ》と
タバコをやめられない精《せい》神《しん》科《か》医《い》が
本《ほん》気《き》で語《かた》り明《あ》かした依《い》存《ぞん》症《しょう》の話《はなし》

発　行　2024年９月18日第1版第1刷
　　　　2025年６月14日第1版第7刷

著　者　松本俊彦　横道誠

発行人　森山裕之

発行所　株式会社　太田出版
　　　　〒160-8571
　　　　東京都新宿区愛住町22　第3山田ビル4階
　　　　電話　03-3359-6262
　　　　Fax　03-3359-0040
　　　　HP　https://www.ohtabooks.com

印刷・製本　株式会社シナノパブリッシングプレス

ISBN　978-4-7783-1955-7　C0047

装丁　鈴木千佳子
編集　藤澤千春